웰빙건강법 **천 연 식 초**

천연
식초보감

천연 식초 보감

1판 1쇄 인쇄 | 2021년 02월 10일
1판 1쇄 발행 | 2021년 02월 15일

감　수 | 김혜영(한의학박사)
펴낸이 | 윤옥임
펴낸곳 | 브라운힐

서울시 마포구 신수동 219번지
대표전화 (02)713-6523, 팩스 (02)3272-9702
등록 제 10-2428호

ISBN 979-11-5825-096-6 03510
값 14,000원

고운피부 • 웰빙다이어트 • 항암예방!

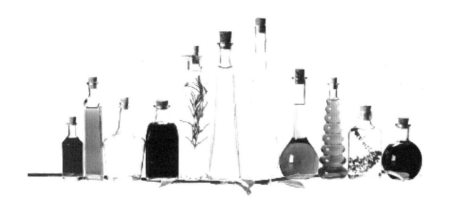

천연
식초보감

감수 l 김혜영(한의학박사)

야채와 식초가 만나면 비타민 C도 오래간다!

브라운힐
BrownHillPub

자인이 준 최고의 보약, 천연식초

식초는 새로운 웰빙 건강시대를 맞이하여 '1만년 인류의 지혜'로 인류가 만들어 낸 최고의 장수식품이다.

현대인들이 비만, 스트레스와 각종 성인병에 시달리며 다이어트에 신경 쓰는 요즘, '인류 최초의 조미료'인 식초가 양념 차원을 넘어서 고급 건강음료로 탈바꿈하고 있다.

식초는 신맛이 있어 산성식품으로 오해하기 쉬우나 알카리성 식품이다.

육류나 쌀밥 같은 산성식품을 많이 먹을수록 식초를 섭취해 체질이 산성화되지 않도록 조절해 주어야 한다.

우리 조상 대대로 사용하는 식초로는, 8종류의 필수아미노산을 균형있게 함유하고 있는 현미식초, 포도당과 과당 그리고 비타민이 풍부하여 성인병을 예방하는 감식초, 무기질이 풍부해 소화를 돕고 변비를 예방하는 포도식초, 심근경색과 뇌졸중 예방에 좋은 유자식초, 설사나 변비 등 장의 이상을 바로잡는 정장작용과 고혈압 예방에 좋은 사과식초 등이 있다.

암의 특효인 매실과 비파는 비타민 B_{17}이 많이 함유되어 있어 염증과 암세포에 대한 저항력과 치유력을 높여준다.

또한 마늘을 발효시켜 만든 마늘식초는 항암 효과까지 있는 것으로 알려져 있다. 마늘의 알리신 성분과 몸속의 소금기를 배출하는 효과를 가진 식초가 상승효과를 일으켜 혈압을 낮춰주고 당뇨·고지혈증 등과 성인병도 예방한다.

식초의 비밀은 주성분인 초산과 구연산, 사과산, 호박산, 주석산 등 60여 종의 유기산이다.

즉 초산은 음식물을 소화 흡수시켜 에너지로 만드는 과정에 주도적인 역활을 하고, 구연산은 신진대사를 활발하게 도와 몸속에 나쁜 물질이 남아 있지 못하게 한다. 그리고 사과산은 체내의 염증을 고치고 장의 운동을 활발하게 하여 변비를 고친다.

이 책은 가정에서 손쉽게 만들 수 있는 천연과실식초, 천연곡물식초, 초절임 건강식품, 자연이 준 녹황색채소와 뿌리채소 등 4장으로 갈라 알아보기 쉽게 구성하였다.

항상 가정에 비치하여 계절에 맞게 식초를 상용하여 건강을 지키고 고운 피부와 다이어트, 각종 성인병에서 벗어나 쾌적한 삶을 이루기 바랍니다.

2007년 1월

편저자 씀

┃제4장┃

자연이 준 녹황색채소와 뿌리채소

┃부록┃   **웰빙건강 상식**

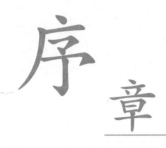

序章

1. 식초(食醋, vinegar)란?

고유의 향기를 가진 신맛의 조미료로 식초에는 발효시켜 양조한 것, 과실의 신맛을 이용한 것, 합성한 것 등이 있다. 이것은 입맛을 자극하여 풍미를 돋우고 피로회복과 미용에도 효과가 있다.

영어의 비니거(vinegar)는 프랑스어의 포도주 vin과 신맛 aigre를 합친 vinaigre에서 온 말이다. 원래는 포도주를 초산 발효시켜 식초를 만들었으므로 이렇게 불렀으리라 생각된다. 또 염매(鹽梅)라는 것이 있는데, 옛 중국의 산미료(酸味料)인 살구식초를 일컫는다.

문헌상으로 가장 오래된 '식초'라는 말은 아라비아어인 '시에히게누스'인데, 이스라엘의 지도자인 모세가 붙인 말로, BC 1450년경에 이미 식초가 있었던 것으로 나타낸다.

중국에는 공자(孔子) 시대에 이미 식초가 있었고, 우리나라에는 삼국시대에 중국에서 식초 만드는 법이 전래되었다고 본다.

식초의 종류는 많이 있는데, 그것은 알코올분을 가지는 것에 아세트산균을 번식시키면 비교적 간단하게 식초가 생성되기 때문이다.

아세트산 발효를 일으키는 아세트산균은 산소성(호기성)의 산막균(酸膜菌)으로 발효 탱크의 표면에 깨끗한 균막(菌膜)을 만드는데, 통기를 시키면서 연속적으로 아세트산 발효를 일으키는 방법이 개발되었다.

각국에서 주로 사용하는 식초는 그 나라에서 많이 제조되는 알코올 음료와 많이 재배 수확되는 과실류와 깊은 관계가 있다.

예를 들면 발효식초로는 사과주스를 발효시킨 미국의 사과식초(cider vinegar), 포도주스를 발효시킨 프랑스의 포도식초(wine vinegar), 맥아즙을 발효시킨 영국·독일의 맥아식초(malt vinegar), 청주 찌꺼기를 원료로 한 일본의 청주박식초, 순수 알코올을 발효시킨 알코올식초(sprit vinegar), 발효식초를 다시 증류시킨 미국의 증류식초 등이 잘 알려져 있다.

합성식초는 빙초산 또는 초산을 물로 희석하고 여기에 아미노산이나 당류를 첨가한 것으로, 현재 한국의 요식업소 등에서 많이 사용한다. 과일주스의 신맛을 이용한 것으로는 레몬식초, 살구식초 등이 있고, 식초를 다시 가공한 가공식초가 있다.

식초는 살균력이 강하여 대부분의 병원균을 약 30분 이내에 사멸시킨다. 따라서 식초에 담근 식품은 보존성이 높다. 또 식초는 소금의 짠맛을 부드럽게 해주는 작용이 있으므로 생선 소금구이나 여러 가지 요리에 자주 쓰인다.

그 밖에 채소류의 갈변을 일으키는 효소작용을 억제하는 구실을 하므로 우엉·연근의 식초조림에 이용되기도 하고, 안토시아닌계 색소에 작용하여 예쁜 적색이 되게 하므로 생강을 식초에 절이는 등 조리할 때 필수품으로 사용된다.

2. 식초 건강학

음식을 조리할 때 '약방의 감초' 격으로 들어가는 것이 식초다. 새콤한 맛으로 음식의 풍미를 돋우는 식초를 양념으로 먹는 것이 아니라, 건강을 위해 먹는 사람들이 늘어나고 있다. 세계 최장수국 일본에서도 수년 전부터 식초를 건강음료로 마시는 추세다.

'인류 최초의 조미료'인 식초가 양념 차원을 넘어서 고급 건강음료로 탈바꿈하고 있다.

시중에 바로 마실 수 있도록 희석한 식초가 상품으로도 나와 있다. 마시는 식초는 미생물이 발효해 만든 천연양조 식초이어야 한다.

톡 쏘는 맛이 강한 빙초산은 유기산과 비타민 등이 없으며 주로 공업용이다.

바로 먹을 수 있는 대표적인 식초로는 8종류의 필수 아미노산을 균형있게 함유하고 있는 현미식초, 포도당과 과당·비타민이 풍부한 감식초, 무기질이 풍부해 소화를 돕고 변비를 예방하는 포도식초, 심근경색과 뇌졸중 예방에 좋은 유자식초와 특유한 향이 좋은 솔잎식초 등이 있다.

또한 마늘을 발효시켜 만든 마늘식초는 항암 효과까지 있는 것으로 알려져 있다.

마늘의 알리신 성분과 몸 속의 소금기를 배출하는 효과를 가진 식초가 상승효과를 일으켜 혈압을 낮춰 주고 당뇨·고지혈증 등과 같은 성인병도 예방한다.

식초는 신맛이 있어 산성식품으로 오해하기 쉬우나 알칼리성 식품이다. 육류나 쌀밥 같은 산성식품을 많이 먹을수록 식초를 섭취해 체질이 산성화되지 않도록 조절해 줘야 한다.

흔히 생리일을 맞은 여성들이 쉽게 흥분하거나 신경이 날카로워지는 것은 혈액의 노폐물이 평상시보다 많기 때문인데, 이 때 노폐물을 제거하고 세포를 깨끗하게 유지하기 위해서는 식초가 들어간 음식을 먹는 게 좋다.

3. 소금 대신 식초를

또 짜게 먹는 사람에겐 식초로 소금 섭취를 줄이는 효과까지 기대할 수 있다. 짜게 먹으면 고혈압, 고지혈증 등을 일으키거나 악화시킬 수 있다.

한국 사람의 하루 평균 소금 섭취량은 15~20g으로 세계보건기구(WHO)의 권장량 6g을 훨씬 웃돈다.

전문가들은 혀에 분포되어 있는 세포의 모임인 미뢰(味 蕾, 혀에 분포되어 있는 세포의 모임)가 갈수록 기능이 약해져 짠맛에 길들여진 사람은 나이가 들수록 염분을 더 많이 먹게 된다고 말한다.

그렇다고 싱거운 음식은 맛이 없게 느껴지기 때문에 입맛을 바꾸기란 쉽지 않다.

이럴 때 식초를 조금 넣으면, 싱겁다는 느낌 없이 음식을 맛있게 먹을 수 있다.

또 조리할 때 〈소금 - 식초 - 간장〉 순으로 넣으면 음식의 향기를 보존할 수 있고 새콤한 식초는 입맛도 살려준다.

아울러 식초는 살균력이 강하다.

여름에 전염되기 쉬운 이질이나 장티푸스 등 식중독을 막아주는 효과도 있다. 초밥이나 냉면을 먹을 때 식초를 넣는 것은 맛뿐 아니라 살균작용으로 식중독을 예방하는 효과가 있기 때문이다.

4. 식초의 비밀은 유기산

이런 식초의 비밀은 주성분인 초산과 구연산, 사과산, 호박산, 주석산 등 60여 종의 유기산에 있다. 이들 유기산은 물에 녹는 항산화제이다. 즉 수분이 있는 조직 속에 있으면서 몸에 나쁜 활성산소를 파괴하는 작용을 한다. 육체 노동이나 운동을 하고 나면 몸에 젖산이 많이 쌓인다.

포도당은 산화되면서 에너지를 만드는데, 이때 젖산도 함께 생긴다. 근육에 젖산이 많아졌다는 것은 체력이 그만큼 소모됐다는 뜻이다.

이런 젖산이 뇌에도 쌓여 뇌세포의 작용을 감퇴, 사고능력을 떨어뜨린다. 이럴 때 식초를 먹으면 젖산이 분해돼 대변이나 소변을 통해 배설된다.

5. 위 약한 사람은 삼가야

식초의 초산 함량은 우리나라의 경우 7% 이하로 규정하고 있다. 하지만 대부분의 선진국은 3~4%로 제한하고 있다.

이처럼 초산 농도를 낮게 하는 이유는 농도가 짙은 식초를 먹으면 위장의 벽이 헐게 될 위험이 있기 때문이다.

특히 선천적으로 위장이 약하거나 위산과다 · 위궤양에 걸린 사람은 농도가 짙은 식초를 먹는 것을 삼가야 한다.

식초를 바로 먹기가 선뜻 내키지 않을 경우 초마늘을 만들어 먹을 수 있다. 깐 마늘을 식초에 담가 10일 정도 지난 다음 식초를 따라 내버리고 새 식초를 다시 붓는다.

2주가 지나 냉장고에 보관해 두고 먹으면 마늘 특유의 매운맛과 냄새가 사라진다.

6. 식초 ─어떻게 섭취해야 몸에 좋을까?

음식을 짜게 먹는 습관은 고혈압 등 성인병을 악화시킬 수 있다. 또 염분은 위암 발생을 촉진하고, 혈액을 끈끈하게 만들어 동맥경화를 촉진한다.

그러나 음식이 싱거우면 맛이 없는 법. 그렇다면 이때 식초를 살짝 뿌리면, 싱거운 느낌 없이 음식을 맛있게 먹을 수 있다.

그 비밀은 식초의 주성분인 초산과 구연산 등 60여 종의 유기산에 있다. 초산은 음식물을 소화 흡수시켜 에너지로 만드는 과정에 주동적인 역할을 한다(1945년 핀란드 바르타네의 연구논문).

식초는 스트레스를 해소시키는 부신피질 호르몬을 만드

는 데 역시 적극적으로 가담한다(1963년 미국 브롯호, 독일 리넨).

구연산은 신진대사를 활발하게 도와 몸 속에 나쁜 물질이 남아있지 못하게 한다(1953년 영국 크레브스, 미국 리프만).

여기에 천연식초의 갖은 재료들이 특유의 영양을 살려 상승효과를 더한다.

조상 대대로 사용하던 현미식초는 8종류의 필수 아미노산을 균형 있게 함유하고 있고, 감식초는 포도당과 과당, 비타민이 풍부해 성인병을 예방한다.

무기질이 풍부한 포도식초는 소화를 돕고 변비를 예방하며, 유자식초와 솔잎식초는 특유의 향기물질이 혈관을 튼튼하게 해 심근경색과 뇌졸중을 예방한다.

명의(名醫) 허준이 역병을 물리치는 데 사용했던 매실에는 구연산이 풍부해 피로회복에 그만이다.

특히 식초에 불린 대두(초콩)은 혈관 벽을 튼튼하게 하는 콩단백질과 염분을 배출하는 식초가 상승효과를 이뤄 혈압을 낮추고 협심증 등을 예방하는 데 탁월하다.

한편 야채와 식초가 만나면, 파괴되기 쉬운 비타민 C를 오래 보존할 수 있다. 생야채에 식초를 가미하거나 초절임하면 비타민 C의 효능을 고스란히 섭취할 수 있다.

뿐만 아니라 쌀이나 콩 등의 곡류, 미역 등 해조류에 대해서도 훌륭한 상승효과를 발휘한다.

불린 미역과 송송썬 오이에 끼얹을 양념장에는 식초를 듬뿍 넣고 볼 일이다.

그러나 평소 위산이 많이 분비되거나 위궤양을 앓는 사람은 식초를 공복에 먹는 것을 피해야 한다.

1장

역사 문헌으로 살펴본
식초가 우리 식생활에 있기까지

우리나라에서 식초를 사용한 시기는 정확히 알 수 없으나 술이 변하면 초가 된다는 말이 있고, 「지봉유설(芝峯類說)」에서도 "초를 다른 말로 쓴 술이라 한다."고 한 것으로 미루어보아 초의 기원 및 제조법이 주류의 발달과 함께 했을 것으로 본다.

양조법은 삼국시대 이전부터 있었으므로 식초도 같은 시기에 있었을 것으로 추측된다. 고려시대에는 식초 제조법에 관한 기록은 없으나 초를 이용한 기록들이 여러 문헌에 나타나고 있다.

「고려도경(高麗圖經)」에는 "앵두가 초맛 같다."고 기술하였고, 「해동역사(海東繹史)」에도 식품의 조리에 초가 쓰였다고 하였으며, 「향약구급방(鄕藥救急方)」에는 의약품으로 다양하게 초가 사용되어 부스럼이나 중풍 등을 치료하는 데 이용되었다고 하였다.

그 뒤 조선시대에 들어와 초의 재료 및 제조법을 기록한 문헌들이 나타나고 있다.

「고사촬요(故事撮要)」는 식초 제조법이 기록된 최초의 문헌으로 보리를 재료로 하여 발효시켜 만든 양조초가 기록되어 있고, 「동의보감(東醫寶鑑)」에는 "초는 성(性)이 온(溫)하며 맛이 시고 독이 없어 옹종(癰腫)을 없애고 혈운(血暈)을 부수며, 모든 실혈(失血)의 과다와 심통(心痛)과 인통(咽痛)을 다스린다. 그리고 또한 일체의 어육과 채소 독을 소멸시킨다."고 하여 초의 약성을 기술하고 있다.

「규곤시의방(閨壺是議方)」에는 밀을 사용한 곡초 이외에 매자초라는 이름의 과실초 만드는 법이 기록되어 있다. 매자초는 오매(烏梅)를 초에 담갔다가 볕에 말려 가루로 만들어 필요할 때 사용하는 합성 과실초이다.

「산림경제」에는 쌀·밀·보리를 재료로 하는 곡초 이외에 감·대추를 재료로 하는 과실초와 창포·도라지를 재료로 하는 채초(菜醋), 또 꿀을 이용하는 식초의 제조법도 기록되어 있다.

한편 「동국세시기(東國歲時記)」와 「열양세시기(洌陽歲時記)」

「경도잡지(京都雜誌)」 등에는 초장을 절식과 함께 시식하는 내용이 있고, 「증보산림경제」에는 "초는 장(醬)의 다음으로 맛을 돋우어 주는 바가 많아서 가정에서 없어서는 안 되는 것이며, 한 번 만들어 두면 오래 가고 또 비용을 절약하는 바가 적지 않다."라고 하여 초의 중요성을 기록하고 있다.

이로써 옛날 우리나라 가정에서 초가 널리 만들어져 쓰였음을 알 수 있겠다.

식초의 제조법은 「규곤시의방」·「산림경제」·「증보산림경제」·「임원십육지」 외에 「색경(穡徑)」·「해동농서(海東農書)」·「능정회요」·「역주방문」·「규합총서」 등에 다양하게 기록되어 있고, 재료에 따른 종류도 상당히 많다.

그 가운데 「규합총서」에 기록되어 있는 식초 제조법을 보면 "병일(丙日)에 물 한 동이에 누룩가루 4되를 볶아 섞어서 오지항아리에 넣어 단단히 봉하여 두었다가 정일(丁日)에 찹쌀 한 말을 씻고 또 씻어(百洗) 쪄서 더운 김에 그 항아리에 붓고 복숭아나무 가지로 저어 두껍게 봉하여 볕바른 곳에 두면 초가 된다."고 하였다.

고문헌들에 수록된 식초 제조법에는 공통적으로 길일을 택하고 부정을 멀리 하였으며, 온갖 정성을 기울여 순량한 초를 만들어 잘 보존하기에 마음을 쏟았음을 알 수 있다.

옛날 우리나라 주부들은 초병을 부뚜막에 두어 술을 붓고 주부가 부엌을 드나들 때마다 정성어린 마음으로 "초야 초야 나와 살자 나와 살자." 하면서 초병을 자주 흔들어 주던 풍습이 있었다.

이와 같이, 초병을 부뚜막에 두고 자주 흔들어 주는 것은 부뚜막이 정결하고 한적하면서도 주부가 자주 드나드는 곳이므로 식초 발효를 위한 온도 관리에 적당한 장소인 동시에 흔들어 줌으로써 호기성인 초산균의 발육과 발효에 필요한 산소를 충분히 공급하여 주는 효과를 내기 때문이었다.

현대에는 곡류 · 알코올성 음료 · 과실류 등을 원료로 한 양조초와 빙초산, 또는 초산을 주원료로 한 합성초, 또 양조초에 향신료를 첨가하여 만든 가공초 등 여러 가지 식초가 이용되고 있다. 「한국민족문화대백과사전」에서

2장

가정에서 손쉽게
만들 수 있는 천연양조식초

식초는 우연히 발견되었다.

그 기원은 이집트로, 신들에게 바치는 술이 시간이 걸리자 변화되어 이른바 산패(酸敗, 유기물의 변화, 가수분해)를 거쳐 신맛이 없어졌다고 한다.

술이 변하는 것을 그대로 방치해 두면 표면에 막이 생긴다. 이것은 초산균이 모인 것으로 이것을 그대로 두면 막이 가라앉아 액체는 투명하고 향기 좋은 초가 되는 것이다.

이것이 초를 만드는 기본적인 제조법으로 원료와 발효시키는 용기 등에 따라 다양한 종류의 식초를 만들 수 있다.

(1) 식초의 종류

식초가 술에서 만들어지는 것은 앞에서 기술한 바와 같이 여기에는 알코올 성분이 남아 있다. 당분과 전분질이 있는 것은 알코올 발효를 거쳐 초산균의 발효 작용에 의해 식초가 된다.

양조식초를 대표하는 '비네거'라는 말도 프랑스어 vin(포도주)과 aigre(시다)가 합쳐져 신맛이 없는 포도주라는 뜻에서 생겨난 말이다.

원료별로 본 식초의 종류는 커다랗게 곡물식초와 과실식초로 나뉜다.

미식초(백식초), 현미식초, 주박식초, 맥아식초와 감자와 고구마에서 만들어내기도 한다.

(2) 식초의 효능

우선 무엇보다도 살균력을 들 수 있다.

거의 모든 유독세균은 식초 속에서 30분 정도밖에 살지 못한다고 한다.

다음으로 타액과 위액 분비를 촉진시키고 소화흡수를 도와 식욕을 증진시키는 점을 들 수 있다. 또한 소금과 간장 대신에 쓰기 때문에 감염 효과도 있다.

비타민 또는 열, 공기 등에 매우 약해 파괴되기 쉽지만 식초 속에서는 안전한데 이처럼 식초는 비타민 C의 보존에도 효과적이다.

야채와 과일에 들어 있는 비타민 C 파괴효소 아스코르비나제는 식초 속에서 변질되고 파괴력을 잃게 된다.

1. 천연과실식초

사과식초/ 감식초/ 살구식초
포도식초/ 석류식초/ 매실식초
감귤(귤 · 레몬 · 유자 등)식초
딸기(복분자)식초/ 무화과식초
오디(뽕나무 열매)식초/ 비파식초

사과식초

▣ 사과의 자연민간요법

사과에는 많은 비타민류 A · B군, C와 동화되기 쉬운 당류, 효소, 사과산, 구연산, 주석산, 인, 나트륨, 칼슘, 이온, 염소, 마그네슘, 철 등 미네날이 풍부하게 함유되어 있다.

사과산은 체내의 염증을 고치고 정화작용을 한다. 사과는 발열질환에 대해 해열작용, 기관지염, 감기에 대해서는 거담, 소염작용을 한다. 또 사과에 함유된 칼륨과 사과산은 장의 운동을 활발하게 하여 변비를 고친다.

■ 1ℓ 의 사과식초 재료 ■

• 사과 2kg   • 레몬 1개   • 드라이 이스트 2g

어떤 종류의 사과라도 상관은 없지만 국광과 부사가 재료로서 가장 적합하다. 국광과 같은 단맛 종류는 당분이 많아서 좋고, 부사는 당분과 수분이 많아서 식초의 양도 늘어난다.

보통 사과 속에는 수분 88%, 당분 10%, 지방, 단백질, 미네랄이 함유되어 있는데, 미네랄 중에서도 칼륨은 레몬의 5배로 수박과 함께 과일 중에서 제일 높은 함유량을 차지하고 있다.

▣ 만드는 방법

① 과수 농약과 방부제 등 보온처리 과정에서 세균이 번식될 수도 있으므로 흠집이 있는가 살펴보고 흠집이 있으면 과감히 칼로 오려내어 사용한다.

② 사과와 레몬을 잘 씻은 후 물기를 완전히 제거한다.

③ 과즙을 만들 때는 사과와 레몬을 껍질째 가능한 잘게 썰어 용기 안에서 으깬다. 믹서기를 사용하면 더욱 편리하다. 이때 레몬은 과즙의 변색을 방지하므로 반드시 같이 사용하여 사과즙에 충분히 섞이도록 한다.

강판을 사용할 경우 레몬을 먼저 갈고 그 다음에 사과를 갈아서 섞이도록 한다.

④ 만약 흠집이 있는 사과를 사용했을 경우에는 과즙을 40~45℃에서 2~3분간 열을 가해 살균한다.

⑤ 과즙은 열을 식힌 후 용기에 옮겨 재료 1kg에 대해서 1g의 드라이 이스트를 잘 섞어서 담근다.

⑥ 종이(한지) 또는 가제로 덮개를 씌워서 직사광선을 피해 보관한다.

♣ 참고

① 담그는 시기는 신선한 햇과일을 손쉽게 구할 수 있는
9월 말에서 11월이 적기다.

② 식초가 되려면 약 3개월 정도 걸리는데, 3~4개월 더
숙성시킨 후 찌꺼기를 걸러서 사용한다.

③ 현미식초 등과 섞어서 사용하면 제각기 식초에 부족한
영양소를 보충할 수 있으므로 효과적인 건강식초를 맛
볼 수 있다.

■ 성분과 효능

성 분	g/100g
당 분	13.1
단백질	0.4
무기질	칼륨이 많음.
비타민	B_1, B_2, 니코틴산, C
유기산	사과산

사과식초는 당분이 많아 질 좋은 식초로 손꼽히며 단백질
또한 과실 중에서는 많은 편에 속한다. 유기산은 0.65%
함유되어 있으며 향기가 좋은 사과산(말산)이 대부분이다.
무기질의 경우 칼륨이 많고, 그 밖에 칼슘과 철분도 포함

되어 있다.

사과식초의 효능은 설사나 변비 등 장의 이상을 바로잡는 정장작용과 고혈압 예방에 좋다.

사과에는 물에는 녹지만 소화 흡수가 안 되는 펙틴 (Pectin : 과실 중에 포함된 산성 다당류)이 함유되어 있기 때문에 식물의 세포막 및 섬유의 주요 성분과 협력해 쾌변을 돕고 남아도는 콜레스테롤의 배설을 촉진한다.

칼륨은 고혈압의 원인으로 알려진 몸 속의 나트륨을 배설하는 효과가 있고 짠 음식을 즐기는 사람에게는 고혈압이 예방되기도 한다.

특히 육류를 많이 섭취해 동맥경화나 비만이 염려되는 사람에게는 사과식초보다 더 좋은 것이 없다.

▦ 사과의 민간약효

- **설사** : 설사가 심할 때에는 사과 2개 정도를 강판에 갈아서 식사대용으로 먹는다.
- **화상** : 사과의 껍질과 속을 버리고 아주 곱게 찧어 사라다유를 알맞게 섞어 연고처럼 환부에 바른다.
- **임파선염** : 사과를 으깨어 식초를 타서 환부에 바른다. 그 외 발열성 질환, 변비, 심장병, 간장병 등에 효능이 좋다.

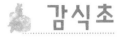 감식초

▦ 감의 자연민간요법

감에는 알코올의 분해를 촉진시키는 과당과 비타민 C, 수분이 함유되어 있다. 그리고 수렴작용을 하는 타닌산이 함유되어 있어 설사와 배탈을 멎게 하고 지혈작용도 한다.

감잎에는 다량의 비타민 C와 지혈, 혈압강하 작용을 하는 루틴 성분이 들어 있어 차로 마시면 뇌일혈, 고혈압, 심장병, 신장병, 기관지염, 중풍 치료에 도움이 된다.

백시인 곶감은 비장을 강하게 하고 폐의 기능을 원활하게 해주며, 곶감 거죽에 생기는 흰가루인 시설(곶감에 있는 흰가루)은 담과 폐렴을 없애준다.

딸꾹질에는 감꼭지를 달여 마시면 효과적이다.

특히 겨울철에 감을 먹으면 추위를 이길 수 있고 피부 미용에도 좋다.

> **▪ 1ℓ 의 감식초 재료 ▪**
>
> • 감 2㎏   • 드라이 이스트 2g
> • 집에서 농약이나 방부제 등 약을 치지 않은 자연산의 감은 드라이 이스트가 필요없다.

감은 단감이나 떫은감 등 어느 것이든 상관없으나 잘 익어서 열매가 투명하게 비쳐질 무렵이 당분이 많다.

단, 시판되고 있는 조생종 단감은 당분이 적기 때문에 식초 재료로는 부적합하다.

▣ 만드는 방법

① 흐르는 물에 깨끗이 씻어 꼭지를 따고 흠이 있는 부분을 제거해 4~5조각 낸다. 씨앗이 있어도 상관이 없다.

② 용기에 넣고 잘 으깬 다음 드라이 이스트를 섞는다.

③ 종이(한지)나 가제를 덮고 직사광선을 피해 보관한다.

④ 약 3개월이면 식초가 되나 3~4개월 더 숙성시킨다.

※ 민간요법으로 감식초 만드는 법

깨끗이 씻은 생감을 물기를 잘 뺀 다음, 꼭지와 껍질, 씨를 통째로 두 쪽으로 나누어 주둥이가 넓은 병에 넣고 현미식초를 붓는다.

또는 깨끗이 씻은 생감을 물기를 빼고 4쪽으로 나누어 삶았다가 하루쯤 완전히 식힌다.

이것을 용기에 넣고 정종을 붓는다.

이때 감과 술이나 초의 분량은 1대 2 정도의 비율로 섞고 완성되면 그 윗물을 마신다.

♣ 참고

① 10월 말에서 11월에 따는 잘 익은 감이 좋은 재료이
  며, 열매가 단단하면 쌀겨 속에 1주일 정도 묻어두었
  다가 말랑말랑해졌을 때 담그면 더욱 좋다.
② 3배수로 묽게 해서 무침이나 샐러드 등에 사용한다.
③ 비타민A, C가 많으므로 물에 타(3배수 정도) 하루에 2회
  1컵을 마시면 건강음료로 썩 좋다.

■ 성분과 효능

성 분	g/100g
당 분	11.2
단백질	0.3
무기질	칼륨이 많음.
비타민	카로틴 다량함유, B_1, B_2
유기산	사과산, 구연산

감은 단감과 떫은감으로 구분되는데, 당분 함유량은 약간
차이가 있으나 다른 과실과 별 차이가 없다.
감의 떫은맛은 타닌으로 산화되면 떫은맛이 사라진다.

감식초에는 비타민이 많이 함유되어 있어 피로회복에 좋고 신진대사를 원활하게 해준다.

비타민 함유량은 카로틴(프로비타민 A)이 많고, 비타민 C는 단감의 경우 70mg/100g으로 떫은감의 3배 이상이다.

유기산은 대부분 사과산이고, 그밖에 구연산, 주석산, 호박산 등을 함유하고 있다.

감식초의 효능은 여러 가지 있으나, 삔 데, 타박상 등에 마시거나 동상, 화상, 벌레물린 데 바르면 효과적이다.

감의 떫은맛은 혈압을 내려주며 감식초에 함유되어 있는 칼륨과 함께 고혈압에 효과가 좋다. 특히 중풍환자에게 두드러진 효과를 나타낸다.

6월에서 10월 경에 감잎을 따서 감식초에 담가두었다가 식초는 보통 조미료로 사용하고 잎은 샐러드 등에 넣어 먹으면 비타민 C가 풍부하여 비타민 C 부족 증상에 따른 질병을 없애주고 저항력을 길러주는 효과가 있다.

■ 감의 민간약효

- **기침** : 감잎 3~4장을 2홉의 물로 절반이 되게 달여서 하루량으로 복용한다.
- **고혈압** : 감잎 3~5장과 당근, 질경이 적당량에다 벌꿀과 현미초를 각각 한 숟가락씩과 물 2컵을 넣고, 이

것을 주스로 만들어 아침마다 1개월 정도 복용한다.

- **화상** : 떫은감을 으깨어서 두껍게 환부에 바르고 그 위에 붕대를 감아준다.

- **타박상** : 곶감을 소주로 푹 끓여 그 국물을 환부에 바른다.

- **혈변** : 감 1개와 쑥 4g을 달여 마신다.

- **불면증** : 곶감은 신경을 진정시키는 효과가 있다. 곶감 3개를 3홉의 물로 약한 불에 20~30분 동안 달여서 복용한다.

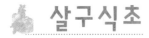

살구식초

▣ 살구의 자연민간요법

살구의 과육(果肉 : 살구의 살) 자체는 배탈이 나기 쉽지만 살구씨 행인(杏仁)은 기침을 그치게 하고 가래를 없앤다. 그리고 소변을 원활하게 하는 작용과 편도선, 부종, 유선염, 외이도염, 폐렴 등의 약재로 쓰인다.

▣ 1ℓ 의 살구식초 재료 ▣

• 살구 2.5㎏   • 드라이 이스트 2g

▣ 만드는 방법

① 살구는 말랑말랑할 정도로 잘 익은 것을 고른다.

② 흐르는 물에 잘 씻은 후 씨앗을 제거하고 으깬다.

③ 씨앗의 껍질을 깨어서 살구씨를 가루낸다.

④ 가루낸 살구씨와 과즙에 드라이 이스트를 고루 잘 섞는다.

⑤ 용기는 종이(한지)나 가제로 덮은 다음 직사광선을 피

해 보관한다.

⑥ 3개월 정도면 식초가 되지만 4개월 정도 더 숙성시킨
다.

♣ 참고

① 살구는 6월 중순경에 수확한다.

② 2배 정도의 물이나 탄산음료와 소량의 꿀을 타 마시면
시원한 건강음료가 된다.

■ 성분과 효능

성 분	g/100g
당 분	7.1
단백질	1.0
무기질	칼륨과 철이 많음.
비타민	카로틴 많음, 니코틴산, B1, B2
유기산	구연산

살구의 원산지는 몽고지방이었다. 그 씨앗 행인은 일찍이
한방약으로 쓰여졌다.

다른 과실과는 다르게, 산은 1~2% 정도이며 구연산
이 대부분이다. 여느 과실보다 카로틴(프로비타민 A)을 많

이 함유하고 있으며 비타민 B1, B2, 니코틴산도 많이 들어 있다.

특히 구연산, 비타민 B1에 의해서 피로회복과 원기회복의 강장에 효과가 뛰어나다. 그리고 니코탄산은 지방대사를 원활하게 하여 비만 방지에 효과가 좋다.

과육에는 거친 호흡을 누그러뜨리고 갈증을 덜어주는 성분이 있다. 그리고 살구씨 행인은 기침을 멎게 하고 가래를 없애는 효능이 있다.

▣ 살구의 민간약효

- **천식** : 말린 살구씨 5개를 따뜻한 벌꿀물에 넣어 씹으면서 마시면 효과가 대단하다.
- **소변불통** : 껍질 벗긴 씨를 볶아 고운 가루로 만들어 밥물로 환을 지어 먹는다.
- **치질·하혈** : 씨를 껍질째 찧어 물에 풀어 여과시킨 뒤 흰쌀로 죽을 쑤어 먹는다.

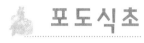 **포도식초**

▣ 포도식초의 자연민간요법

포도는 고대 이집트 시대부터 재배되어 왔다.

포도에는 철, 칼륨, 칼슘, 마그네슘, 요소 등의 미네랄과 비타민 B1과 C가 많이 함유되어 있어 피로회복, 불면증에 효과가 있고, 이뇨작용을 하므로 민간에서 널리 이용돼 왔다.

실제 유럽에서는 포도주가 빈혈, 협심증 등의 약으로 쓰였다. 요양지와 자연 민간요법 병원에서 행해지는 포도요법은 호흡기 질병, 즉 기관지염, 천식, 신장병, 빈혈에 특효가 있다고 한다.

> ▣ 1ℓ 의 포도식초 재료 ▣
>
> • 포도 2.5kg　　　• 드라이 이스트 2g

포도는 어떤 종류든 상관이 없지만 구태여 값비싼 거봉보다는 야생포도를 채취해서 이용하면 더 좋은 포도식초를 만들 수 있다.

▣ 만드는 방법

① 포도를 한 알 한 알 따내 포도송이의 줄기를 제거한다.

② 흐르는 물에 가볍게 씻어 먼지를 닦고 물기를 뺀다.

③ 과피 상태로 으깨어 씨앗째 과즙을 만든다.

④ 포도 1kg에 대해서는 드라이 이스트 1g을 섞으면 담글 액이 된다. 야생포도는 과피에 효모가 있으므로 드라이 이스트를 넣을 필요가 없다.

⑤ 담그는 일이 끝나면 종이(한지)나 가제로 덮고 직사광 선을 피해 보관한다.

⑥ 3~4개월이면 식초가 되는데, 과피의 성분이 작용해 감칠맛나는 식초가 되기까지는 4~5개월 더 숙성시킨 다.

♣ 참고

① 포도의 과피를 넣고 양조하면 붉은 와인과 비슷한 포도식초가 되고, 과피를 제거하거나 녹색 종류 청포도를 사용하면 백포도주와 비슷한 식초가 된다. 식초로서는 과피의 성분이 중요하므로 과피를 넣은 포도식초가 바람직하다.

② 9월말에서 10월에 채취해서 사용한다. 채취 시기가 늦으면 당분이 많고 수분이 적으므로 물을 더 넣어 담글 액을 만든다.

③ 산도가 높은 식초이므로 3배 정도 묽게 해서 사용한다.

■ 성분과 효능

성 분	g/100g
당 분	14.4
단백질	0.6
무기질	칼륨이 많음.
비타민	B1, B2 니코틴산, C
유기산	사과산, 주석산

포도는 당분이 많아 자연발효로 알코올에서 초산이 된다.

단백질은 다른 과실과 비슷하지만 아미노산이 소량 함유되어 있다. 유기산은 0.3~1.5% 함유되어 있지만 사과산과 주석산이 대부분이다.

포도식초는 사과식초와 마찬가지로 칼륨의 함류량(130㎎/100g)이 높기 때문에 체내 나트륨의 배설에 효과가 있다.

특히 고혈압 환자에게 효과가 좋다.

▣ 포도의 민간약효

- **고혈압** : 포도와 벌꿀, 붉은 차조기를 차례로 용기에 넣고 밀봉해 2주일에서 1개월쯤 지난 후 헝겊주머니로 거르면 즙이 생긴다. 이것을 식후 3회, 반 컵 정도씩 마신다.

- **요통** : 백포도 말린 것을 술에 끓여 마신다.

석류식초

▦ 석류의 자연민간요법

한방에서는 나무껍질과 뿌리·열매의 껍질을 말려 구충제로 사용한다. 그리고 꽃은 설사와 백대하의 약재로 쓰인다.

열매 속의 씨를 설탕과 함께 절여 두면 술이 되는데 그 술은 소화불량이거나 곽란(급성 위장병)에 효과가 좋다.

종기나 부스럼이 났을 때는 석류를 달인 물로 씻으면 낫는다.

▦ 1ℓ 의 석류식초 재료 ▦

- 석류(껍질을 제거한 무게) 3kg
- 드라이 이스트 2g

석류는 집에서 가꾼 정원수에서 딸 경우에는 늦가을 낙엽이 졌을 때까지 무르익은 열매가 좋다.

겉껍질의 빛깔이 붉을수록 당분이 많다. 겉껍질을 넣으면 핑크빛 식초가 된다.

▣ 만드는 방법

① 석류의 겉껍질을 벗기고 과즙과 함께 작은 씨앗을 빻는다.

② 중간 정도 크기의 석류 2개분의 겉껍질을 잘게 썰거나 빻아서 넣는다.

③ 과즙과 겉껍질 썬 것이나 빻은 것을 합해 드라이 이스트와 함께 섞는다.

④ 용기에 담고 종이(한지)나 가제로 덮어 직사광선을 피해 보관한다.

⑤ 3~4개월이면 식초가 되는데, 3개월 정도 더 숙성시키면 좋은 석류식초가 된다.

▣ 성분과 효능

성 분	g/100g
당 분	16.8
단백질	0.8
무기질	칼륨이 많음.
비타민	B1, B2
유기산	사과산, 구연산

석류 또한 다른 과실과 같이 당분이 많아 식초 재료에 적합하다. 그 중에서도 포도와 감과 비슷하다.

산은 사과산과 구연산이 함유되어 있어 피로회복에 효능이 크다.

무기질인 칼륨은 다른 과실보다 최고로 많이 함유되어 있어, 몸속 나트륨의 배설을 촉진해 혈압을 안정시킨다.

그리고 신경통, 류머티즘, 편도선염, 해열, 지혈 등에 효과가 있으며 입냄새를 없애는 데도 효과가 크다.

▣ 석류의 민간약효

- **구충제** : 뿌리를 그늘에 말려 두었다가 한 줌을 2홉의 물이 절반이 되도록 달여서 마신다.
- **신경통** : 석류껍질 또는 그 뿌리껍질 말린 것 1.8kg을 가늘게 썰어 약간 볶은 다음, 소주 1말에 1개월 가량 담가 매일 3회, 식전 또는 식후에 한 잔씩 마신다.
- **치통** : 석류껍질 또는 석류나무 뿌리의 껍질을 태워 재로 만들어 이것으로 양치질을 한다.

🍂 매실식초

■ 매실의 자연민간요법

매실은 구연산, 사과산을 함유하고 있어서 신맛이 강하다. 덜 익은 푸른 매실에는 독이 있는 청산(青酸, 시안화칼륨)이 함유되어 있어 매실을 생것으로 먹으면 설사를 한다.

그러나 가공하면 이 청산은 중화되어 독이 없어지고 약효를 강하게 한다.

매실은 살균과 정장작용이 강해 전염병과 식중독일 때는 매실장아찌를 계속 먹으면 효과가 뛰어나다. 특히 여행지에서의 물갈이 때문에 고생할 경우 매실장아찌를 먹으면 효과를 본다.

이것은 세균의 발생을 억제하고 피로를 회복시킨다. 또한 여름철 세균 예방과 전염병 예방도 된다.

아침에 매실장아찌를 먹어두면 하루의 정장(整腸)을 이롭게 한다. 매실에는 암을 예방하거나 치료하는 비타민 B_{17}이 많이 함유되어 있다.

이것은 특히 매실의 핵(核)에 많으므로 매실장아찌의 씨도 버리지 말고 핵을 먹도록 한다.

매실 그 신맛의 근원인 유기산이 위나 장 속에서는 강한 산성반응을 하고, 몸에 나쁜 영향을 주는 균의 성장을 저지해 준다.

그리고 장(腸)의 알카리성을 높여 순환이 잘 되게 하고 병에 대한 저항력을 갖게 하여 자연 치유력을 높여 준다.

※ 암의 특효약⇒매실핵엑스 만드는 법

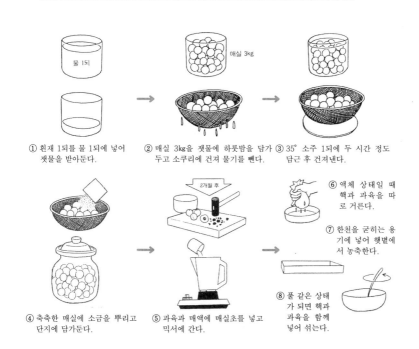

① 흰재 1되를 물 1되에 넣어 잿물을 받아둔다.

② 매실 3kg을 잿물에 하룻밤을 담가 두고 소쿠리에 건져 물기를 뺀다.

③ 35° 소주 1되에 두 시간 정도 담근 후 건져낸다.

④ 축축한 매실에 소금을 뿌리고 단지에 담가둔다.

⑤ 과육과 매액에 매실초를 넣고 믹서에 간다.

⑥ 액체 상태일 때 핵과 과육을 따로 거른다.

⑦ 한천을 굳히는 용기에 넣어 햇볕에서 농축한다.

⑧ 풀 같은 상태가 되면 핵과 과육을 함께 넣어 섞는다.

암에 효력이 있는 비타민 B17이 비파(비파나무)잎에 많이 함유되어 암의 민간요법에 큰 성과를 올리고 있다. 이 비타민 B17은 매실핵 속에 대단히 많이 함유되어 있다.

등산할 때 매실장아찌의 씨를 입에 넣고 빨면 숨차는 것도 덜하며 피곤하지 않게 된다.

매실장아찌가 오래될수록 비타민 B17이 껍질을 통해 스며나와 박테리아와 효소 등과 함께 강력한 효능을 발휘한다.

아메리카에서는 매실이 없어서 살구씨에 함유된 비타민 B17이 주목되고 있지만 매실의 약효에는 미치지 못한다.

매실은 반드시 황색으로 익은 것을 쓰는데 나무나 종이를 태운 흰재 한 되(1.8ℓ)를 물 한 되에 넣어 맑아진 잿물을 미리 받아둔다. 3kg 잿물에 하룻밤을 담근 매실 3kg을 다음날 아침 건져 물에 잘 씻어서 35도의 소주 한 되에 약 2시간 동안 담근다. 그리고 소주에서 건져 축축한 대로 소금을 넣고 깨끗한 단지에 다시 담근다. 소금의 양은 20% 정도 넣는다.

약 2개월 후 장마가 끝날 즈음에 꺼내 과육을 쪼개어 씨를 갈라 핵을 꺼내 각각 매실초를 넣고 따로 믹서에 간다. 액체 상태일 때 체에 거르면 껍질 부분만 제거된다. 젖빛 액체 상태가 된 것을 법랑용기에 넣고 뜨거운 햇볕에서 핵과 과육을 섞어가면서 건조, 농축시킨다.

풀 같은 상태가 되면 핵과 과육을 전부 합쳐 섞는다.

손에 익숙지 않을 때는 절여서 보존하는 동안만 냉장고 (10~15℃)에 두면 실패하지 않는다.

2개월 후면 부패하지 않게 된다.

■ **1ℓ 의 매실식초 재료** ■

- 매실 2.5kg
- 드라이 이스트 2.5g

매실은 잘 익어서 말랑말랑하고 알이 굵은 것으로 고른다. 단단한 열매는 수일 동안 실내에 두었다가 말랑말랑해질 때 사용한다.

▣ 만드는 방법

① 매실은 흐르는 물에 잘 씻어 물기를 뺀 후 절구 등으로 으깬다.

② 씨앗의 껍질을 깨어서 매실씨를 가루낸다.

③ 가루낸 매실씨와 과즙에 드라이 이스트를 고루 잘 섞는다.

④ 살구식초 만드는 요령과 같이 하고 용기에 넣어 종이 (한지)나 가제로 덮고 직사광선을 피해 보관한다.

⑤ 3개월 정도면 식초가 되는데, 4개월을 더 숙성시켜서

사용하면 좋은 매실식초가 된다.

♣ 참고

① 매실 수확철인 6월이 담그는 시기로 적합하다.

② 두 배로 엷게 해서 무침이나 샐러드 등에 사용한다. 또 물이나 탄산수로 엷게 해 식혀서 마시면 산뜻한 음료수가 된다. 마시는 양은 1회 30cc를 1일 2회가 적당하다.

③ 매실은 살구와 마찬가지로 중국에서 건너온 것으로 매실육엑기스, 소금절임에서 나온 즙, 매실주, 매실장아찌 등 식용으로 사용된다.

■ 성분과 효능

성 분	g/100g
당 분	7.6
단백질	0.7
비타민	카로틴, B1, B2가 많음.
무기질	칼륨이 많음.
유기산	구연산이 많음, 사과산

매실식초는 다른 식초 이상으로 살균력이 강하고 위장염, 설사, 구충제로 효과가 매우 높다. 그리고 비타민 B1의 함

유량이 많아 피로회복과 신진대사를 원활히 하는 강장제로 사용된다.

무기질인 칼륨은 240mg/100g으로 혈압을 안정시킨다. 그 밖에 베인 상처에 바르면 살균, 소독 및 지혈 효과가 있으며 습진, 쇠버짐, 무좀 등에도 바르면 좋은 효과를 본다.

특히 매실은 특유의 향기와 함께 산뜻한 맛을 내어 식욕을 돋워 주는데, 여기에는 구연산이 3.2~3.4%, 사과산이 0.8~1.5%로 신맛의 근원이 되는 유기산이 풍부하기 때문이다.

▣ 매실의 민간약효

- **피로회복, 혈액 정화** : 구연산이 많아 소화흡수를 돕고 파로틴이 중화하여 혈액정화 작용을 한다. 매실의 구연산, 피크린산은 알카리성을 높여 신진대사를 촉진하고 간장을 보호해 준다.
- **식욕증진, 위장장해** : 매실장아찌는 타액선, 위액선을 자극해서 소화액을 분비하며 전분질의 소화흡수를 정상으로 만든다. 특히 장내의 유효균을 기르며 유해균을 죽이는 효능이 강해 정장작용을 한다.
- 기타 노화방지, 미용, 감기, 정서 안정, 구토, 설사 등 멀미 방지에도 효능이 높다.

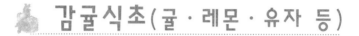

🐾 감귤식초(귤 · 레몬 · 유자 등)

▣ 귤의 자연민간요법

늘푸른 큰키나무로 인도가 원산지이다. 중국의 화남지방에서 지중해 연안 등 널리 품종이 보급되었다.

비타민 C가 풍부해 유행성 감기, 발열성 질병, 구강염, 신장염 등에 효력을 발휘한다. 그리고 칼슘과 인이 많이 함유되어 있기 때문에 뼈와 이를 튼튼하게 해주고 구루병(곱사병)을 예방해주며 혈액을 정화시켜 준다.

특히 겨울철 비타민 C 보충으로 안성맞춤인 귤은 감기에 잘 걸리는 사람에게 효과적이다.

▣ 1ℓ 의 감귤식초 재료 ▣

• 감귤 1kg   • 드라이 이스트 2g

귤대신 여름 밀감, 유자 같은 것을 사용해 감귤식초를 만들 수 있다. 이러한 재료를 적당히 혼합해 과즙 재료로 사용해도 좋고, 레몬 1~2개를 같이 넣으면 맛과 향기 좋은 감귤식초를 만들 수 있다.

♣ 참고

① 귤은 12월에서 2월초, 밀감은 5~6월에 수확하므로 담그는데 적기이다.

② 감기에 잘 걸리는 사람은 비타민 C가 풍부한 감귤류의 과일을 많이 섭취하도록 한다. 양질의 단백질과 비타민, 미네랄을 듬뿍 섭취할 수 있는 요리가 무엇보다도 효과적이다.

③ 오래 묵은 귤껍질을 진피(陳皮)라고 하는데 진피는 맛이 쓰고 매운데, 위를 튼튼하게 하거나 땀이 많이 나는 약재로 사용한다.

④ 음용할 경우 2배로 묽게 해 1회 1컵 정도 마신다.

■ 만드는 방법

① 시판되고 있는 귤은 신선도를 유지하기 위해 파라핀 등을 발라 엷은 막에 덮여 있으므로, 야채용 세제를 사용해 흐르는 물로 깨끗이 씻어낸다.

② 물기를 뺀 다음 적당한 크기로 썰어 강판이나 믹서에 간다.

③ 귤의 과피는 한방약에 쓰일 정도로 유효성분이 많으므로 강판에 갈아 과즙과 함께 섞는다.

④ 무농약의 재료를 사용할 경우에는 드라이 이스트를 넣

을 필요가 없다.

⑤ 용기에 넣고 종이(한지)나 가제로 덮고 직사광선을 피해 보관한다.

⑥ 3개월 정도면 식초가 되는데 3~4개월 더 숙성시켜 사용한다.

◼ 성분과 효능

성 분	귤(g/100g)	여름 밀감(g/100g)
당 분	0.9	8.8
단백질	0~8	0~8
비타민	비타민 C가 많음.	비타민 C가 많음.
무기질	칼슘, 칼륨이 많음.	칼슘, 칼륨이 많음.
유기산	구연산이 대부분 0.5~1%	구연산이 대부분 3%

감귤류는 다른 과실에 비해 단백질이 많으며 칼슘과 칼륨 또한 많은 것이 특징이다.

귤은 사과나 포도에 비해서 비타민 C가 많고 여름밀감은 비타민 C를 파괴하는 효소(아스코르비나제)가 적기 때문에 식초 제조 중에도 분해되지 않은 채 비타민 B 종류와 함께 식초에 함유되어 있다.

금귤에는 비타민 C가 많고 칼슘은 다른 과일보다 가장

많이 함유되어 있어 모세혈관을 강하게 하는 작용을 한다.

귤껍질을 말린 진피는 여러 가지 질병에 사용되고 있으며, 귤식초는 구연산이 풍부하므로 피로회복과 비만 방지에 효과가 있다.

그리고 사과보다 많이 함유되어 있는 칼륨은 고혈압의 원인이 되는 나트륨의 배설을 촉진시켜 혈압을 안정시킨다.

레몬, 등자(橙子, 발한제·건위제·향료로 쓰임), 유자 등은 구연산이 귤의 4~5배 함유되어 있으며, 비타민 C도 2~3배가 되므로 피로회복과 강장에 효과가 높다.

유자는 카로틴(프로비타민 A)도 고농도로 함유되어 있다.

딸기(복분자)식초

▣ 딸기의 자연 민간요법

미네랄로서는 철분이 많이 함유되어 있고, 비타민 C가 가장 많이 함유되어 있으므로 빈혈인 사람에게 좋고 혈색을 좋게 해준다.

또 비타민 C를 비롯한 각종 성분은 피부를 윤택하게 해주는 효능이 있다.

그 외에도 해열, 이뇨, 거담 작용을 하여 감기, 기관지염, 기타 호흡기 질병에 효과를 나타내며 간세포 기능을 소생시키는 작용도 뛰어나다.

특히 야생딸기인 복분자에는 강장제 효능이 뛰어나다. 입속이 헐었을 때는 딸기 생잎을 진하게 달여 하루 2회 입가심을 하면 효능이 좋다.

■ 1ℓ 의 딸기(복분자)식초 재료 ■

• 딸기(야생딸기, 복분자도 이용할 수 있다) 2.5㎏
• 드라이 이스트 2.5g

딸기 알의 굵기와 상관없이 당분이 거의 같기 때문에 가능한 신선한 것을 선택한다.

현재 재배되고 있는 딸기는 모두 네덜란드 딸기의 개량형이다.

♣ 참고

① 딸기는 4~5개월이 수확 철이나 요즘은 사철딸기도 있어 담그는 적기를 따로 정할 수 없다. 야생딸기인 복분자는 5월에 채취할 수 있다.

② 딸기식초는 딸기 특유의 향기가 감돌아 샐러드나 생야채에 사용하면 좋다.

③ 2배 정도 묽게 해서 마시거나 청량음료와 섞으면 어린이 음료로 인기가 좋다.

④ 음용할 경우 2배로 묽게 해 1회 1컵 정도 마신다.

■ 만드는 방법

① 딸기는 서로 밀착하거나 용기에 흠결이 난 부분은 썩기 쉬우므로 주의깊게 살펴 썩은 부분은 제거한다.

② 흐르는 물에 씻어 꼭지를 떼어내고 으깨어 과즙을 낸다.

③ 흠결이 났거나 잡균을 방지하기 위해 과즙을 60℃에

서 2~3분간 가열 살균한다.

④ 과액을 용기에 담아서 수돗물에 식히고 실온까지 낮춘
다음, 드라이 이스트를 섞어서 담그는 액으로 한다.

⑤ 용기에 넣어 종이(한지)나 가제로 덮고 직사광선을 피
해 보관한다.

⑥ 3개월 정도면 식초가 되는데 2개월 더 숙성시켜 사용
한다.

▣ 성분과 효능

성 분	g/100g
당 분	7.5
단백질	0.9
비타민	비타민 C가 많음, B₁, B₂
무기질	칼륨이 많음.
유기산	1~2%

유기산은 주로 구연산과 사과산을 함유하고 있으며, 비타
민 C는 귤보다 더 많이 함유되어 있으므로 피로회복과 강
장에 효과가 높다.

그리고 칼륨이 풍부해서 몸속의 나트륨을 배설해 주기 때
문에 고혈압 예방에도 효과가 좋다.

그밖에도 통풍, 거담, 천식, 해열, 이뇨, 보혈에도 효능이
뛰어나다. 또한 양상치와 시금치 등을 섞어 딸기드레싱을
해먹으면 피부가 윤택해진다.

무화과식초

▣ 무화과의 자연민간요법

무화과는 수술·암술의 구별이 없이 포자로 번식하는 민 꽃식물의 열매로 가을에 암자색으로 익는다.

가지와 잎을 꺾으면 젖색깔의 흰즙이 나와 치질이나 버짐 치료약으로 쓰이고 회충·구충제, 신경통의 약재로 쓴다.

열매를 삶아 그 물과 함께 열매를 먹으면 술독이 풀린다. 위암 치료에는 잎과 열매를 달여 계속해서 마시면 효과가 있다.

▣ 1ℓ 의 무화과식초 재료 ▣

• 무화과 2kg   • 드라이 이스트 2g
• 물 300cc(2컵)

무화과는 9~10월에 수확하는데 이때 잘 익은 것으로 재 료를 삼는다.

머리 끝부분이 적당하게 갈라져 진하게 붉은 빛깔을 띤

것이 익은 것으로, 머리 끝부분이 갈라진 뒤에 비를 맞으면 썩거나 벌레가 단맛에 이끌려 들어가기 때문에 잘 살펴 채취 시기를 놓치지 않도록 한다.

▣ 만드는 방법

① 무화과는 가볍게 물에 씻어 잘 으깬다.

② 무화과 2kg에 대해 끓여서 식힌 물 2컵을 넣어 걸쭉한 죽 모양의 무화과 과즙을 만든다.

③ 드라이 이스트를 넣고 잘 섞어 용기에 담는다.

④ 종이(한지)나 가제로 덮고 직사광선을 피해 보관한다.

⑤ 약 3개월이면 무화과식초가 되는데, 2개월 정도 더 숙성시켜 사용한다.

♣ 참고

① 무화과는 그 해에 익은 것을 추과(秋果)라고 해서 9~10월에 채취하고 겨울을 넘겨 6~7월에 익은 것을 하과(夏果)라고 한다.

　식초의 재료로는 추과가 적합하다.

② 2배로 엷게 해 조미료로 사용한다. 음용할 경우 1회 30cc를 물이나 탄산수로 엷게 해 1일 2회가 적당량이다.

▣ 성분과 효능

성 분	g/100g
당 분	10.4
단백질	0.6
비타민	B_1, B_2
무기질	칼슘, 칼륨이 많음.
유기산	구연산

무화과에는 산이 0.3%에 불과하지만 구연산이 대부분이다. 무기질에서 칼슘은 다른 과실에 비해 많이 함유되어 있는데, 유자나 레몬 등 보다는 낮으나 귤, 딸기, 매실, 살구보다는 높다.

우리 영양 섭취량으로 볼 때 칼슘이 부족하기 때문에 젊은 여성, 특히 임산부나 어린이의 경우 많이 섭취해야 할 영양소이다.

무화과에는 피신, 리파제, 아밀라제 등의 단백질을 분해하는 효소가 함유되어 있어 더부룩한 위의 소화를 돕고 자양 강장에도 효능이 있다.

▣ 무화과의 민간약효
• **치질** : 잎을 달여서 하루 2~3회 환부를 씻거나 면헝겊

에 적셔서 찜질한다.

• **당뇨** : 열매를 그늘에 말려 두었다가 2~3개를 3홉의
물에 달여서 차 대용으로 마신다.

• **사마귀 · 버짐** : 가지를 꺾어서 나오는 흰즙을 바른다.

• **신경통** : 잎 10장과 마늘 한 톨을 섞어 솥에 넣고 끓인
뒤 식혀서 20분 정도 찜질한다.

오디(뽕나무 열매)식초

▣ 오디의 자연민간요법

뽕나무 열매를 오디라고 하는데 여름에 검게 익고 맛이 달콤하다. 이 오디를 적은 양의 설탕을 조금 섞어 소주에 담근 것은 자양, 강장에 효과가 좋고 냉증에도 좋다.

뿌리껍질을 한방에서 상백피(桑白皮)라 하여 약재로 쓰이는데 해열, 진해, 이뇨 작용을 한다. 흰껍질만을 모아 말려 물을 넣고 절반이 되도록 끓여 복용한다.

뽕잎을 달여서 차대신 마시면 고혈압과 동맥경화를 고칠 수 있고 강장 효과도 얻을 수 있다.

어린잎을 튀김으로 먹으면 정혈작용을 해 회춘 효과가 있다. 나물로 무쳐 먹기도 한다.

▣ 1ℓ 의 오디식초 재료 ▣

• 오디 1.5㎏   • 드라이 이스트 1.5g
• 끓여서 식힌 물 1컵

오디는 야생 뽕나무에서 얻을 수 있는 것처럼 알이 작고 윤기가 있는 것과 알이 크고 익으면 암자색으로 윤기가 없는 두 종류의 재료를 얻을 수 있다.

단맛은 알이 작은 열매가 강하나 모두 식초의 재료로 사용한다.

■ 만드는 방법

① 오디는 물로 씻은 뒤 으깨어서 과즙으로 만든다. 밭 등의 가까운 곳에서 딴 것은 농약 등이 묻어 있는 경우가 있으므로 야채용 세재로 잘 씻는다.

② 으깬 과즙에 물을 가해 걸쭉한 죽 모양으로 만든다.

③ 드라이 이스트를 혼합해서 용기에 담는다. 야생 오디를 사용했을 경우에는 효모가 함유되어 있으므로 드라이 이스트를 가할 필요가 없다.

④ 종이(한지)나 가제로 덮고 직사광선을 피해 보관한다.

⑤ 3~4개월이면 식초가 되는데, 2개월 정도 더 숙성시켜서 사용한다.

♣ 참고

① 잘 익은 성수기의 열매를 딸 수 있는 6~7월이 담그기에 적합하다.

② 장마가 져서 썩거나 벌레가 들어갈 수 있으므로 주의
해서 변질된 열매를 골라낸다.

③ 적포도주와 비슷한 빛깔의 식초가 되므로 물이나 탄산
수를 이용해 3배로 엷게 한 다음 식혀서 마신다. 1일
2회 마시는 것이 가장 적합하다.

▩ 성분과 효능

성 분	g/100g
당 분	많음.
단백질	많음.
비타민	비타민 C가 많음.
무기질	칼슘, 칼륨
유기산	구연산, 사과산

예부터 한방에서는 야생뽕을 사용하여 왔다. 식용으로 사
용되는 일이 적기 때문에 성분 분석이 정확히 이루어지지
않은 점이 흠이다.

무기질인 칼슘, 칼륨을 많이 함유하고 있으며, 산은
1~2%이고 구연산과 사과산이 대부분이다.

오디에는 기침을 멎게 하고 빈혈, 당뇨에 효능을 나타내
는 성분이 함유되어 있다. 그리고 무기질이 풍부하여 고혈

압에도 효능이 있다. 비타민 C 또한 풍부하므로 피로회복과 강장에도 효과가 있다.

▨ 뽕나무(오디)의 민간약효

- **이뇨** : 뽕나무를 껍질째 한 줌을 강판에 갈아서 감초를 약간 섞어 2홉의 물이 1홉이 되도록 달여 차 대신 마신다.

- **풍증·습증(피부병)·신경통** : 가지를 잘게 잘라서 불에 구워 차 마시듯 수시로 달여 마신다. 또는 생잎 600g에 쑥 16g을 섞어 삶은 물로 매일 목욕하고 머리까지 담근다.

- **불면증** : 생잎을 그늘에서 말려두고 하루 10g씩 진하게 달여 마시면 잠이 잘 온다.

🐾 비파식초

▣ 비파의 자연민간요법

민간요법의 영약(靈藥)으로 알려진 비파나무는 대약왕수(大藥王樹)로 불리운다. 비파잎은 암도 고칠 정도의 힘을 지니고 있다.

비파잎에는 포도당, 자당, 과당 등 여러 성분이 들어 있는데 그 속에 아미그달린이란 물질이 약효 성분이며, 그것이 비타민 B_{17}이 되는 것이다.

이 비타민 B_{17}은 체온이 따뜻해지면 세포 속까지 들어가서 염증과 암세포도 치료할 정도의 힘을 발휘한다.

그것은 비파잎의 증기가 피부를 통해 몸에 스며들어 혈액을 약알칼리성으로 변하게 한다는 것이다. 그래서 항암의 효과가 있는 것이다.

암의 심한 통증에는 비파 생잎을 환부에 대고, 삶은 곤약을 타올 2장에 싸서 그 위에 대고 덥히면 통증이 사라진다.

비파잎 달인 즙을 화장수로 사용하면 주름이 없어지고 주근깨와 검버섯도 사라진다.

피부병 일체에도 비파잎을 조금 짙게 달인 즙으로 환부에 바르면 잘 듣는다. 무좀, 옴, 머리 백선, 굳은 살, 티눈, 사마귀 등은 우선 비파잎 뜸질을 환부에 한 후, 달인 즙을 그대로 바른다.

벌레 물린데, 동상, 아토피성 피부염 등에는 그대로 발라도 효과가 있다.

비파씨는 잎에 비해 1,300배의 아미그달린이 함유되어 있다. 비파씨는 쓴 것이 단점이지만 골수암까지 치료되는 명약이다.

비파씨를 조금 흠을 내 소주에 담가두면 호박색이 되고 비파엑스가 된다.

매실씨나 살구씨도 아미그달린이 많으므로 소주에 담가 엑스를 만들어도 좋다.

■ 1ℓ 의 비파식초 재료 ■

- 비파 2.5kg
- 드라이 이스트 3.5g

비파의 씨앗은 비파인(枇杷仁)이라고 해서 행인(杏仁, 살구씨앗) 대신 사용될 정도로 여러 성분이 함유되어 있다.

남은 씨앗의 3분의 1은 껍데기를 쪼개어 사용한다.

▣ 만드는 방법

① 비파는 물로 잘 씻어 열매 끝의 검은 부분을 골라내 으깬다.

② 씨앗을 골라낸다. 몇 개는 남겨도 된다.

③ 씨앗의 3분의 1 정도는 껍데기를 쪼개서 비파인을 꺼낸 다음 으깨어서 과즙에 넣는다.

④ 드라이 이스트를 많이 넣어서 섞는다.

⑤ 용기를 종이(한지)나 가제로 덮고 직사광선을 피해 보관한다.

⑥ 다른 과실식초와 마찬가지로 3∼4개월이면 식초가 되지만, 3∼4개월 더 숙성시켜 사용한다.

♣ 참고

① 5∼6월에 잘 익은 열매가 나오므로 담그는데 적기다.

② 2∼3배로 연하게 해서 사용한다. 다른 식초와 섞어서 사용하거나 청량음료 등으로 연하게 해서 음용할 경우, 1회 30cc 정도를 1일 2회 사용한다.

③ 비파(枇杷)는 잎의 모양이 비파(琵琶)와 비슷하여 붙여진 이름으로 중국 원산지의 상록수이다.

▣ 성분과 효능

성 분	g/100g
당 분	13~15
단백질	0.4
비타민	카로틴, 비타민 C가 많다, B류도 포함.
무기질	칼륨이 많음.
유기산	구연산이 많음, 사과산

산은 0.1~0.8%이고 사과산과 구연산이 대부분이다.

인베르타제, 아밀라제 등의 효소가 많아 소화를 돕는다. 비타민의 경우 카로틴(프로비타민 A)이 살구 다음으로 풍부하고 비타민 B_1, B_2도 함유되어 있다.

사과산, 구연산 등의 유기산과 함께 비타민 B_1이 피로를 회복하고 몸의 컨디션을 조절해 준다.

또 비파에는 행인(杏仁)과 똑같은 효과가 있어 한방에서 행인 대신으로 사용된다. 기침을 멈추고 가래를 없애는 효과가 있다.

칼륨이 다량으로 함유되어 있어 체내 나트륨을 조절하고 혈압을 안정시켜 고혈압을 예방한다.

▣ 비파의 민간약효

- **직장암 · 식도암 · 임파선암 · 복막암** : 생잎을 잘게 썰어 끓여서 증기를 환부에 쐬거나 20~30분 정도 덥힌다.

- **간암** : 생잎을 적당히 썰어 2배의 알코올에 담가 1주일 정도 되면 갈색이 되는데 뜨거운 타올을 비파엑스에 담그고 환부(간장)에 20분 정도 2~3회 찜질한다. 엑스를 2배의 물에 타서 복부의 간장 부위에 바른다.

- **인후암 · 폐암** : 비파의 알코올 엑스를 증기 흡입기에 넣어 하루 2~3회 흡입한다.

- **위암 · 위궤양** : 잎을 잘게 썰어 포목에 넣어 배 위에 놓고 그 위에 소금주머니를 얹어서 복부를 덮게 한다.

- **천식 · 해수 · 기관지염** : 비파잎을 달여 차 대신 마신다. 보통 약초는 2회 정도 달이면 약효가 떨어지지만 비파잎은 수차례 달여도 효력이 남아 있다.

※ 비파잎을 채취하여 그것을 잘 씻어 잘게 자른 다음, 알코올이나 소주에 담가두면 3개월 만에 갈색 액체가 나와 비파잎 엑스가 된다.

2. 천연곡물식초

현미식초/ 보리식초/ 옥수수식초

현미식초

현미는 수확한 벼에서 겉겨만을 없애기 때문에 밝은 갈색을 띠고 있다. 정제(精製)하는 과정에 따라 3분도, 7분도로 나누어진다.

쌀은 바깥부터 과피(果皮), 종피(種皮), 호분층(糊粉層)으로 불리는 외피와 배아·배유로 구성되어 있다.

외피는 당이 되는 부분으로 쌀 전체의 5%를 차지하고 있고, 배아는 3%, 배유는 92% 차지하고 있다.

대개 우리들이 먹고 있는 백미는 완전히 배유만 있는 상태이다. 그리고 3분도는 과피만 제거된 것이고, 7분도는 종피까지 제거된 것이다.

현미에서 가장 주요한 영양분은 쌀의 종자가 되는 배아 부분

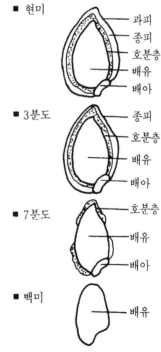

■ 정미과정에서 손실된 영양소

■ 현미
과피
종피
호분층
배유
배아

■ 3분도
종피
호분층
배유
배아

■ 7분도
호분층
배유
배아

■ 백미
배유

이다(쌀눈).

물에 담가두면 백미는 부패하는데 반해 현미가 발아하는 것은 현미의 생명력을 증명하는 증거이다. 따라서 현미는 생명력 있는 쌀이라고 할 수 있다.

▨ 현미와 백미의 식품 성분

	에너지 kcal	수분 g	단백질 g	지방 g	탄수화물		회분 g
					당질 g	섬유 g	
현미	351	15.5	7.4	3.0	71.8	1.0	1.3
백미	356	15.5	6.8	1.3	75.5	0.3	0.6

	무기질					비타민		
	칼슘	인	철	나트륨	칼륨	B₁(mg)	B₂(mg)	나이아신 (mg)
현미	10	30.0	1.1	2	250	0.54	0.06	4.5
백미	6	104	0.5	2	110	0.12	0.03	1.4

------- ▨ 1.6~1.7ℓ 의 현미식초 재료 ▨ -------

• 현미 500g   • 쌀누룩 250g

• 드라이 이스트 2g   • 끓여서 식힌 물 2 ℓ

▣ 만드는 방법

① 현미는 가볍게 물로 씻어 불순물을 제거하고 하루 정도 물에 담가둔다.

② 담갔던 현미를 건져서 찜통으로 약 80분간 찐다.

③ 찐 현미를 절구통에 넣고 찧는다. 표면에 흠집을 내 효모가 작용하기 쉽도록 한다.

④ 잘 식힌 다음, 찐 현미에 쌀누룩을 넣고 고루 잘 섞는다.

⑤ 물에 넣어 죽처럼 되면 드라이 이스트를 넣고 고루 잘 섞는다.

⑥ 용기에 담고 종이(한지)나 가제를 덮고 직사광선을 피해 보관한다.

⑦ 약 6개월이면 현미식초가 되지만 4~6개월 더 숙성시킨다. 완성된 현미식초를 체에 걸러서 사용한다.

♣ 참고

① 햅쌀이 나오는 11월이 담그기에 적합하나, 7~8월을 제외하면 언제든지 담글 수 있다.

② 3~4배로 엷게 해 조미료로 사용한다.

③ 음용할 경우에도 3~4배 엷게 한 현미식초를 30~50cc씩 1일 2회 사용한다. 마시기 힘들면 탄산수로 엷게

하거나 레몬 과즙이나 주스류에 넣으면 맛좋은 음료가
된다.

▣ 성분과 효능

성 분	g/100g
당 분	71.8
단백질	7.4
비타민	B1이 많음, B2, 나이아신＝니코틴산
무기질	인, 칼륨이 많음.

현미식초의 주성분은 초산(아세트산)이지만 유기산류가 20
종 이상 함유되어 있다. 또한 양초산에는 아미노산이 특히
많고 현미에 함유되어 있는 양질의 단백질이 들어 있다.
단백질은 몸의 세포를 구성하는 성분으로서 중요하다는
것은 말할 필요가 없다.
이 밖에도 에너지를 만들어 내거나 여러 가지 물질을 분
해, 대사할 때에 작용하는 효소 등 단백질로 되어 있는 것
이 많다.
이 단백질은 약 20여 종의 아미노산으로 되어 있다.
현미식초에는 산류 외에 알코올, 그리고 특유의 향기와
함께 칼로니르 혼합물 등이 함유되어 있다.

아미노산 이름	100g중의 아미노산 (mg)
글루타민산	113
페닐알라닌	29
히스티딘	17
발린	38
로이신	36
이소로이신	27
트레오닌	27
트립토판	2
아스파라긴산	67
셀린	35
프롤린	37
알라닌	49
리신	26
글리신	35
티록신	6
메티오닌	5
시스틴	8
알기닌	24

현미식초의 효능은 아미노산의 작용이 크고 간장과 신장 등의 생체에 필요한 물질의 합성이나 불필요한 물질의 배설 등 대사 기능을 주관하는 장기의 기능을 강하고 원활하게 하기 때문에 여러 가지 질병의 예방이나 치료에 폭넓게 사용된다.

특히 혈액정화 작용을 하는데 이에 따라 혈압 강하 작용에도 효과적이다. 이것에 의해 현미식초가 성인병의 원인이 되는 혈액의 어혈을 방지한다고 할 수 있다.

어혈이라는 것은 동물성 지방, 염분, 설탕을 과잉 섭취함에 따라 혈중의 콜레스테롤과 유산 등이 증가하여 모세혈관의 흐름이 나빠져 그 결과 혈압이 높아지는 상태를 말한다.

그리고 또한 현미식초는 적혈구의 세포막을 안전한 상태로 보호하고, 혈관균의 세포를 부드럽게 하기 때문에 고혈압과 동맥경화증 등의 성인병 예방에 효과적이다.

현미식초는 아미노산의 작용으로 간기능을 증진시키고 간장애를 개선한다. 또한 아미노산과 유기산은 서로 협조해서 에너지 대사를 촉진시키고 풍부한 비타민 B1이 이를 더욱 원활하게 하기 때문에 피로회복은 물론 비만 방지에도 효과가 있다.

과실식초에 비해서 현미식초는 아미노산과 무기질 등의 함유량이 많고 영양가가 높은 식초이다.

보리·율무식초

보리밥은 보리를 정백(精白, 깨끗하게 쓿음)한 것, 납작보리 등을 섞은 밥이다.

정백 또는 표백하지 않은 둥근보리와 납작보리는 비타민 B1과 E의 보물창고로 각기 예방뿐만 아니라 건강유지와 신경과 뇌의 활동을 돕는 우수한 식품이다.

보리의 단백질 속에는 알부민과 글로블린도 함유되어, 그 것도 밀의 단백질과 똑같이 글루타민산을 많이 갖고 있어 두뇌를 맑게 해준다.

또 섬유와 피틴(phytin)이 함유되어 있어서 대변을 잘 볼 수 있으며 고혈압을 예방하고 세포에도 활력을 준다.

■ 1ℓ 의 보리·율무식초 재료 ■

- 보리(또는 율무) 500g
- 쌀누룩 250g
- 드라이 이스트 2g
- 끓여서 식힌 물 2ℓ

보리는 압맥(壓麥, 가공하여 납작하게 누른 보리) 등 가공해서 겨

부분이 제거되어도 비타민 B1, B2 등은 배유(胚乳, 배젖)에 함유되어 있기 때문에 가공보리라도 재료로 사용할 수가 있다.

▣ 만드는 방법

① 보리는 가볍게 물로 씻은 뒤 하루정도 물에 담근다. 압맥일 경우에는 담그는 시간을 약간 짧게 한다.

② 찜통에 넣어 80분 정도 찐다.

③ 쪄낸 보리는 쌀누룩이 작용해 당화(糖化, 효소나 산의 작용으로 변화시키는 반응)되기 쉽도록 가볍게 찧어서 표면에 흠집을 낸다.

④ 잘 식힌 보리에 쌀누룩을 넣고 고루 잘 섞는다.

⑤ 물을 부어 죽처럼 되면 드라이 이스트를 넣고 고루 잘 섞는다.

⑥ 용기에 넣은 후 종이(한지)나 가제를 덮고 직사광선을 피해 보관한다.

⑦ 약 6개월이면 보리식초가 되는데, 4~6개월 더 숙성시킨다.

♣ 참고

① 햇보리로 담그는 것이 질 좋은 보리식초가 된다.

② 보리식초도 현미식초와 마찬가지로 3~4배로 엷게 해서 사용한다.

■ 성분과 효능

성 분	g/100g
당 분	66.9
단백질	10.0
비타민	B_1, B_2, 니코틴산
무기질	칼슘, 인, 칼륨

보리식초는 현미식초보다 단백질은 많고 아미노산은 비슷하게 함유되어 있다. 그러나 비타민 B_2, 니코틴산, 무기질인 칼슘, 인, 칼륨의 함유량은 현미식초보다 훨씬 높다.

효능과 성분이 현미식초와 비슷하긴 하지만 칼륨이 약 2배로 나트륨 배설을 촉진하고 혈압을 안정시키는 효과가 높다.

그리고 칼슘과 인의 함유량이 높기 때문에 골격이나 치아가 부실한 사람에게는 중요한 영양원이 된다.

율무는 자양강장, 이뇨, 신경통, 당뇨, 신장장애 등에 효과가 좋다.

특히 보리차와 율무차가 건강차로 애용되는데 비해 영양

소가 통째로 들어 있는 보리·율무식초는 건강 스태미나 식초라고 해도 좋을 것이다.

▨ 보리의 민간약효

• **당뇨병** : 보리밥에는 혈당의 상승을 억제하는 성분이 있으므로 보리밥을 주식으로 이용하는 것이 도움이 된다.

• **위장허약·식욕부진** : 보릿가루를 볶아 온수로 8g씩 매일 식간에 먹으면 효과가 좋다.

옥수수식초

▣ 옥수수의 자연민간요법

옥수수는 시간이 지나면 열매 속에 있는 당분이 전분으로 변해 버리기 때문에 단맛이 없어져 딱딱하게 된다.

옥수수는 지방, 단백질, 비타민 A · B군과 비타민 E, 각종의 효소를 갖고 있는 전분질 식품이다.

옥수수는 우선 장의 연동운동을 활발하게 해주므로 쾌변을 조절하고 장내의 세균의 기능도 돕고, 정장 · 소화흡수를 돕는 역할을 한다. 또 효소가 많고 소화액의 분비를 높여 소화 기능을 강하게 한다.

옥수수의 배아 부분에는 20~30%의 지방이 있고, 특히 리놀산이 많아 혈관이 침착해서 노화를 촉진하는 콜레스테롤을 내보내며 혈관경화를 막는다. 그 때문에 동맥경화증 예방에 큰 역할을 한다.

▣ 0.7~0.8ℓ 의 옥수수식초 재료 ▣

- 옥수수   1kg
- 드라이 이스트 2g
- 쌀누룩 200g
- 끓여서 식힌 물 1 *l*

옥수수는 잘 익고 단단한 것이 당질과 단백질 등의 영양가가 높기 때문에 재료로 적합하다. 수수와 비슷하고 열매가 구슬 같다고 하여 옥수수라 한다.

■ 만드는 방법

① 옥수수 겉껍질을 제거하고 찜통에서 30~40분 정도 찐다.
② 찐 후, 알맹이만을 모아서 다시 잘 찐다.
③ 잘 식힌 후 쌀누룩을 넣고 고루 잘 섞는다.
④ 잘 섞인 누룩과 옥수수에 물을 붓고 죽처럼 되어 있으면 드라이 이스트를 넣어 고루 잘 섞는다.
⑤ 담은 용기를 종이(한지)나 가제로 덮고 직사광선을 피해 서늘한 곳에 보관한다.
⑥ 6개월이면 옥수수식초가 되는데, 4개월 정도 더 숙성시켜서 사용한다.

♣ 참고

① 8월 수확철에 담그는 것이 적합하다. 비교적 온도가 낮은 곳, 서늘한 곳에 용기를 두어야 한다.
② 3배로 엷게 해 사용하는데, 음용할 때는 옥수수식초 30~50cc를 물이나 탄산수에 타서 1일 2회 사용한다.

③ 영양소를 서로 보충하기 위해 현미식초나 과실식초와 섞어서 사용하면 영양가 높은 식초를 섭취할 수 있다.

▣ 성분과 효능

성 분	g/100g
당 분	18.7
단백질	3.3
비타민	B₁, B₂, 니코틴산
무기질	칼륨이 많음.

옥수수는 멕시코가 원산지이나 요즘은 품종 개량으로 단맛이 강한 다수확 품종을 생산할 수 있게 되었다.

당질은 현미나 보리보다 과실에 가까운 함유량이고, 단백질은 현미보다 적지만 메티오닌, 시스테인과 같은 함황아미노산이 풍부하다.

특히 레시틴이 1.5% 함유되어 있어 체세포를 구성하는 인지질(燐脂質, 동식물의 세포를 형성하며, 물질대사의 기능을 하는 중요한 물질)의 보급원이 된다.

무기질의 경우 칼륨이 많은 반면에 칼슘은 적다. 그러므로 균형 있는 아미노산을 섭취하기 위해서는 현미식초와 섞어서 사용하면 효과적인 옥수수식초가 될 수 있다.

▣ 옥수수의 민간약효

옥수수 수염을 생것이나 그늘에 말린 다음, 달여서 차 대신 마시면 소변이 잘 나와 훌륭한 이뇨제 역할을 한다. 그리고 각기와 신장장해 등의 부종에도 효과가 있다. 잎도 말려서 약초차에 섞어 달여 마시면 좋다.

옥수수를 먹은 뒤의 심지는 식은땀의 특효약이다. 약한 불에 1시간 정도 달여 마신다.

- **결석** : 옥수수 수염 30g을 삶아 자주 마신다.
- **이질** : 옥수수를 볶아서 고운 가루로 만들고 우유와 섞어 먹는다.

3 장

초절임 건강식품

초절임은 한마디로 원료와 식초의 성분을 모두 살릴 수 있으며 과실식초 만드는 방법을 응용한 건강음식 만들기이다.

과실이나 곡물을 식초로 만들기까지에는 오랜 기간과 많은 노력이 필요하다. 그런데 초절임을 사용할 경우에는 절인 원료는 그대로, 또는 다른 식품과 조리해서 식용으로 하고, 식초는 보통 식초로 사용해도 된다.

다시 말해서 원료와 식초, 어느 부분이든 효과적으로 응용할 수 있고 건강증진에 도움이 되는 건강식초, 건강식품을 동시에 만들 수 있는 것이 초절임이다.

초절임을 하는 목적은 보다 영양가가 높은 건강식품을 만들어 이용하는 것이므로, 순수 현미식초나 과실식초와 같은 양질의 식초를 사용하지 않으면 안 된다. 즉 알코올을 첨가한 양조식초나 합성식초를 사용해서는 안 된다.

절이는 양은 7~20일간에 소비할 수 있는 양을 기준으로 하는 것이 독특한 맛을 느낄 수 있고 경제적이다.

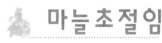

마늘초절임

■ 마늘의 자연민간요법

마늘은 예부터 그 신비한 효능과 특유한 향기로, 고대 이집트에서는 피라미드를 건설할 때 노동자들의 원동력으로 쓰여진 강장제 식품이다.

한방에서는 발한, 해열, 설사 등에 사용되며 결핵과 감기 등의 치료에 쓰인다. 그리고 고혈압과 동맥경화증 외에 암 예방에도 효과가 있는 것으로 되어 있다.

마늘 생식은 자극이 너무 강하므로 잘게 썰어 기름으로 볶을 때 조금 섞거나, 양파를 잘게 썬 것과 함께 볶아 국물에 넣으면 좋다.

또 꿀에 절이거나 간장 절임, 마늘주 등을 만들어 조금씩 먹는 것도 좋다.

마늘은 중동아시아가 원산지로 인도, 중국을 거쳐 2000년 전에 우리나라에 전해졌다.

• 마늘 4통   • 현미식초 또는 과실식초

▣ 만드는 방법

① 마늘을 깨끗이 벗겨서 하룻밤 물에 담가 매운맛을 우려낸다.

② 물기는 잘 빼고 용기에 넣는다. 단기간에 절이고자 할 때는 마늘쪽에 1~2군데 칼집을 낸다.

③ 현미식초 또는 과실식초를 마늘 재료가 완전히 잠길 때까지 듬뿍 넣는다.

④ 용기를 덮고 주방의 구석 등 서늘한 곳에 보관한다. 기온이 높을 때에는 냉장고에 넣는다.

⑤ 마늘에 칼집을 냈을 경우에는 7~10일간, 그렇지 않을 경우에는 1개월간 절인다.

♣ 참고

① 마늘은 연중 시판되고 있으나 값이 쌀 때 사두었다가 조금씩 절여 1년내내 먹을 수 있도록 한다.

② 마늘은 그대로 하루에 1~3쪽 먹거나 요리에 조미료로 사용하여 섭취한다. 또는 강판에 갈아서 스튜나 장

국에 넣거나 여러 가지 요리에 조미료로 사용한다.

1회 30cc정도를 1일 2회 음용한다.

▣ 복용 방법

① 위가 약한 사람은 공복시에 먹지 말고 식사 후나 식사
와 함께 곁들이도록 한다. 그러나 위가 튼튼한 사람은
언제든지 복용해도 상관없다.

② 설사 등의 증상이 있는지 확인해 보면서 10일 단위로
복용하는 양을 늘려나간다.

③ 하루에 1~3쪽이 적당하다.

▣ 성분과 효능

마늘은 강한 정장작용을 하며 소화력을 높이고 변비를 해
소한다. 또한 혈액을 정화하고 내장의 기능을 강화하여 만
병을 예방한다. 그러나 과식하면 역효과가 나므로 적당량
(2~3쪽)을 먹도록 한다.

당질은 20%정도 함유되어 있는데 초절임에서는 당화(糖
化. 녹말 등 다당류를 효소나 산의 작용으로 변화시키는 반응)나 발효가
되지 않으므로 초산이 늘어나지 않는다.

마늘은 과실에 비해서 단백질이 많고(8.4%) 비타민 또한
풍부하다.

■ 마늘의 성분표(100g당)

구분			함량
에	너	지	138cal
수		분	60.3g
단	백	질	8.4g
지		방	0.1g
탄수화물	지	방	28.7g
	섬	유	6.9g
회		분	1.6g
무기질	칼	슘	15mg
	인		200mg
	철		1.0mg
	나 트	륨	6mg
	칼	륨	720mg
비타민	B1		0.21mg
	B2		0.11mg
	나이아신		0.9mg
	C		19mg

마늘에는 비타민 B_1과 결합해서 알리티아민을 만드는 알리신이 함유되어 있다. 이 알리티아민은 비타민 B_1보다 효과가 강하고 파괴되지 않는다.

이 비타민 B_1은 효소와 함께 작용하므로 많이 있어도 밖으로 배설되지 않고 정력을 돋우는 기능을 한다. 그리고 공해물질도 배설시켜 만성병으로부터 몸을 지켜주는 역할을 한다.

마늘의 효능을 요약하면 다음과 같다.

① 살균작용 ② 구충, 정장작용 ③ 당뇨병 치료 ④ 발한·이뇨작용 ⑤ 혈액순환 촉진작용 ⑥ 니코틴, 중금속, 공해오염물질 해독 ⑦ 고혈압, 동맥경화증에 효력 발휘 ⑧ 간장

을 강화하는 작용 등 광범위하다.

▣ 마늘의 민간약효

- **위장애 · 정장(整腸) · 소화촉진** : 마늘은 위의 운동을 돕고 위액 분비를 촉진하며 소화작용을 돕는다. 장의 벽을 자극해 흡수 작용을 하므로 설사, 과식, 변비, 식욕증진 등에 효과가 있다.
- **폐결핵 · 늑막염** : 마늘을 2~3개 구워서 아침저녁에 먹는다. 이것은 만병에 좋고 천식, 가래, 경부 임파선 등에도 잘 듣는다. 단 한꺼번에 너무 많이 먹지 않도록 한다.
- **심장병 · 동맥경화 · 간 강화** : 이뇨작용이 활발해 독소를 배출시키며 몸 조절이 잘 된다. 심장의 부담도 적고 동맥경화와 부종, 피부 장해를 없애는 효과도 있다. 소화 효소의 생성을 촉진하므로 담즙분비도 잘되며 간장도 강화된다.

▣ 마늘의 일품요리

- **간장절임** : 마늘을 잔 조각으로 나눠 껍질을 벗기고 용기에 넣은 다음, 간장을 조금 바투하게 붓고 뚜껑을 덮어 보관한다. 2~3일 지나면 먹을 수 있는데 2~3

개월 두면 더 맛있다.

- **기름절임** : 마늘을 간장절임처럼 샐러드를 붓고 밀봉한다. 마늘을 잘게 잘라 샐러드에 넣고 기름은 샐러드 드레싱을 이용한다.

- **된장절임** : 껍질을 벗긴 마늘에 된장을 발라 용기에 〈된장-마늘-된장〉 순으로 넣고 보관한다. 10일 정도면 먹을 수 있는데, 6개월 정도 지나면 더욱 맛있다.

- **마늘잼** : 껍질을 벗긴 마늘 5개를 찜통에 넣고 20분 정도 찐다. 찐 마늘을 잘 으깨어 두꺼운 냄비에 넣고, 벌꿀 500g을 넣은 다음 2시간 정도 약한 불로 천천히 조린다. 이 마늘잼을 한 숟가락 정도 복용하면 목이 부드러워진다.

양파초절임

■ 양파의 자연민간요법

유럽에서 4천년 전부터 재배되어 온 양파는 우리나라에는 1890년 경부터 재배되어 왔다.

양파에는 마늘과 똑같은 구충, 살균, 방부작용이 있으며 그것은 이온, 염소, 인 등의 미네랄이 많이 함유되어 있는 것과 관련이 있다.

그 외에 강력한 발한, 이뇨작용과 해독작용을 한다.

비타민 중에서는 비타민 C가 많이 함유되어 있으며 크엘세틴이라는 성분이 괴혈병과 출혈성 질병에 효과를 나타내며, 글루코키닌이라는 혈당을 낮추는 성분도 들어 있다.

따라서 당뇨병에 효능이 높으며 정신안정 작용도 하므로 불면증에도 효과가 있다.

양파는 파와 똑같이 냄새가 나는데 이것은 유화(硫化)아릴 때문이며, 성분은 2유화 프로필아릴과 아릴설파이드를 함유하고 있어, 비타민 B₁의 흡수를 높이고 세포에 활력을 주며 혈액정화를 한다. 그리고 또 산소의 흡수를 돕고 뇌의 운동과 뇌의 성장에도 도움이 된다.

양파의 겉껍질은 황색인데, 크에르틴산으로 혈관을 튼튼하게 하는 기능이 있으며, 고혈압과 혈관의 질병에 잘 듣는 특효약이다. 그러므로 겉껍질을 스프나 된장국 속에 넣어 먹도록 하고 나중에 찌꺼기와 함께 버린다.

■ 양파초절임 재료 ■

- 작은 양파 20개
- 콜로브(향료) 5개
- 붉은고추 1개
- 월계수잎 1장
- 현미식초 2컵
- 다시마국물 1컵
- 미림 4큰술
- 천연소금 약간

▨ 만드는 방법

① 작은 양파는 통째로 둥근 것이 초절임에 모양새가 좋다. 양쪽 끝을 잘라내 겉껍질을 벗기고 양파의 3% 정도 소금을 뿌린 후 가벼운 돌로 눌러 하룻밤을 재운다.

② 이튿날 양파를 소쿠리에 담아 끓는 물을 붓고 물기를 뺀다.

③ 식초, 다시마국물, 미림, 소금 1/4 작은술을 넣어 불에 올려놓고 끓인다. 다 끓었으면 클로브, 씨를 뺀 붉은고추, 월계수잎을 섞어서 식힌다.

④ 밀봉할 수 있는 용기에 초절임 재료 ②를 넣고 ③을 부어 밀봉한다.

▣ 성분과 효능

양파초절임은 2주일 후에 먹을 수 있는데 처음 1주일은 실내의 상온에서, 그 후로는 냉장고에 넣어두면 더욱 맛이 좋다.

앞의 '양파의 자연민간요법'에서 설명한 바와 같이 비타민 B_1, B_2, 구연산 등의 상승작용으로 인해 피로회복과 정력증강에 효과가 높다.

양파초절임은 술안주에도 잘 어울리며 샐러드에 넣어도 좋고 갖은양념으로 사용하면 맛과 풍미가 있다.

▣ 당뇨병에 좋은 양파샐러드

--- ▨ **당뇨병에 좋은 양파샐러드 재료** ▨ ---

- 양파 2개(300g)
- 깎은 가다랑어포 적당량
- 양상추 3~4장
- 간장과 유자 약간

※ 만드는 방법

① 양파를 둥글게 자르고 물로 씻은 후 물기를 뺀다.

② 양상추를 펴서 ①을 담고, 깎은 가다랑어포를 적당량
   얹는다.
③ 간장과 유자 짠 즙을 조금 넣어 먹는다.

■ 양파의 민간약효

• **강장 · 변비** : 생양파를 얇게 잘라 생식하면 위장의 운
   동을 돕고 심장을 튼튼하게 해준다.

검정콩초절임

■ 검정콩의 자연민간요법

검정콩에는 기관지를 강하게 하고 내장의 점막을 튼튼하게 하는 기능이 있으며 고운 목소리, 고운 피부를 만드는데 대단한 효과가 있다.

그리고 검정콩은 해독작용이 있고 한방에서는 검정콩과 팥을 볶아 가루를 만들어 해독제로 쓰인다.

검정콩에는 신진대사를 돕는 아스파리긴, 혈액을 정화하는 레시틴과 우레아제를 비롯하여 각종 효소를 많이 함유하고 있으며, 간장과 신장의 기능을 강화시킨다.

이렇게 간장과 신장의 기능을 강화되면 혈액이 정화되고 혈관도 생생하게 되므로 얼룩과 여드름도 나아 피부가 곱게 된다.

■ 검정콩초절임 재료 ■

- 검정콩 200g
- 현미식초 또는 과실식초

검정콩은 벌레 먹지 않은 것으로 꼼꼼히 살펴 알찬 것을
사용한다.

▣ 만드는 방법

① 검정콩을 물로 씻어 불순물을 제거하고 약 30분 정도
물에 담가 떫은맛을 제거한다. 이때 일어난 껍질 또한
제거한다.

② 물기를 잘 빼고 용기에 담아 현미식초를 듬뿍 붓는다.

③ 덮개를 해 밀봉하고 직사광선을 피해 보관한다. 기온
이 높은 때에는 냉장고에 보관한다.

④ 콩이 식초를 빨아들여 액면으로 떠오르지 않도록 수시
로 확인하고 필요할 경우에는 식초를 더 넣는다.

⑤ 실온이라면 5~7일 만에 부드러워져 먹을 수 있지만 1
개월 정도 냉장고에 더 보관한다.

♣ 참고

① 햇콩이 나오는 11월경에 구입해 200~300g씩 나누어
서 초절임한다.

② 초절임이 완성되면 콩과 식초를 분리해 각각 냉장고에
보관한다.

③ 콩은 하루에 10~15알을 서너 번에 나누어서 식후 30

분에 천천히 잘 씹어 먹는다. 그리고 식초는 조미료로
쓰거나 물로 엷게 해서 음용한다.

▣ 성분과 효능

단백질 함유량은 식물성 식품 가운데 가장 뛰어나 35.3%
가 단백질이다. 아미노산 균형도 유지되어 있어 영양적으
로도 매우 좋다.

또 칼슘과 비타민 B1, B2, 니코틴산의 함유량도 높다.

콩은 식용유의 원료가 될 정도로 식물유를 함유하고 있는
데, 그 가운데에는 지방대사를 촉진하고 콜레스테롤이나,
피하지방으로 축적되기 쉽고 지방 비만의 원흉이 되는 중
성지방의 배설을 원활하게 하는 불포화지방산(리놀산 50%,
리놀렌산 6%, 나머지는 레시틴 등에 함유되어 있다.)이 많이 들어 있
다.

콩 속의 무기질을 보면 칼슘(240mg/100g), 철(9.4mg/100g),
칼륨(1.9000mg/100g), 인(580mg/100g) 등은 이제까지 거론한
과실이나 곡물 가운데에서 최고의 함유량이다.

그리고 한걸음 더 나아가 초절임으로 하면 초가 이들 무
기질의 흡수를 도와주기 때문에 부족되기 쉽거나 결핍증이
생기면 건강에도 해를 미치는 무기질을 효율적으로 섭취할
수 있는 식품으로써 가장 적합하다.

검정콩초절임을 하루에 5～10알 정도 먹으면 고혈압이 예방된다.

성인병을 일으키는 가장 큰 위험인자는 동맥경화인데, 콩의 리놀산은 지질대사를 원활하게 하고 혈관에 대한 콜레스테롤의 침착을 막아 동맥경화의 원인 가운데 하나를 제거한다.

특히 동맥의 노화에서는 언제나 혈액의 흐름과 접촉하고 있는 혈관 안쪽의 세포가 노화되면 혈액 속에 지방이나 노폐물이 스며들어 덩어리를 만들기 쉽게 된다.

콩의 단백질과 레시틴은 혈관벽 세포의 신진대사를 활발하게 하고 노화된 세포를 제거해 혈관의 유연성을 유지해 동맥경화를 예방한다. 그렇게 해서 뇌졸중이나 심근경색 등의 성인병에서 우리를 지켜주는 것이다.

콩에는 섬유질이 많은 것으로 알려진 우엉보다 약 3배인 4.5%의 섬유질이 함유되어 있다. 이 섬유질은 장의 운동을 활발하게 하고 변비를 해소하는 작용을 한다.

그러므로 미용의 적인 변비는 식물섬유가 많은 검정콩초절임으로 깨끗이 해소할 수 있다.

※ 미인 건강법 : 현미에 검정콩이나 팥을 섞고 율무를 조금 넣어 지은 밥을 매일 먹으면 윤기 있는 깨끗한 피부가

된다. 또한 현미와 검정콩의 해독 효과로 간장과 신장의 활동이 강화되고 두뇌가 건강하게 되며 두뇌의 기능이 좋아진다.

※ 검정콩으로 만드는 두유 : 검정콩의 10배 되는 물에 하룻밤 담가 믹서기로 물과 함께 갈아 으깨어서 천으로 거른 것을 물에 얹어 달인다. 이것을 소금과 꿀로 맛을 조절하면 맛있는 두유가 된다.

땅콩초절임

▣ 땅콩의 자연민간요법

땅콩에는 아스파라긴산, 알기닌, 글루타민산이 많이 함유되어 있으며, 깨나 호두보다 그 함유량이 훨씬 뛰어나 몸에 활력을 주고 내장의 운동을 활발하게 해준다.

이 땅콩을 순수한 현미식초에 10일간 껍질째 담가두면 초절임이 되는데 이것을 떠먹으면 변비, 설사에 좋은 효과가 나타나며, 체력이 회복되고 신경이 진정된다.

그래서 땅콩초절임은 피로회복, 정력증강, 혈압안정, 시력회복, 당뇨병 치료에 적합하다.

■ 땅콩초절임 재료 ■

• 엷은 껍질이 붙어 있는 땅콩   • 현미식초

초절임에 사용하는 땅콩은 속껍질이 붙은 것을 사용한다.

땅콩에는 땅콩유라는 리놀산, 리놀렌산을 듬뿍 함유한 식물유가 많고, 엷은 껍질이 없는 것은 공기에 접하고 있는 부분의 지방이 산패(酸敗, 맛이 변하고 냄새가 남)되기 쉽기 때문에 질 좋은 초절임 땅콩을 만들 수 없다.

엷은 껍질에도 유효성분이 함유되어 있으므로 그대로 절이는 것이 좋다.

▣ 만드는 방법

① 엷은 껍질(속껍질)이 붙은 땅콩을 용기에 넣는다.

② 땅콩은 콩만큼 초를 빨아들여 부풀지 않기 때문에 현미식초는 땅콩이 잠길 만큼만 넣는다.

③ 덮개를 덮고 3~5일 정도 냉장고에 보관했다가 사용한다.

♣ 참고

① 땅 속의 열매를 '땅콩' 또는 '낙화생'이라 부르고 브라질이 원산지이다.

② 초절임 담그기에는 10~11월의 햇땅콩 수확철이 가장 적합하다.

③ 땅콩은 담가서 3~5일이면 부드럽게 되므로 5~10알을 1일 2~3회 먹는다.

④ 식초는 엷은 껍질을 제거해 냉장고에 보존하고 조미료로 사용한다. 오래 담가두면 떫은맛이 심해져 식초로 사용할 수 없게 되므로 5~7일 뒤에 땅콩을 건져낸다.

▣ 성분과 효능

땅콩의 단백질이나 비타민, 무기질의 함유량은 콩과 비슷해서 쌀과 보리에 부족한 함황아미노산(메티오닌, 시스테인)을 보급하는데 가장 적합하고, 그 밖에 필수아미노산의 함유량도 높다.

땅콩초절임은 초절임 콩과 마찬가지로 고혈압, 동맥경화의 예방, 피로회복, 지방대사를 원활하게 하고 비만 해소, 냉증 개선에 효과가 있다.

신맛이 지나치게 강할 때에는 꿀 등을 묻혀서 먹는 것도 좋은데, 순수 현미식초를 사용하면 맛좋은 초절임이 된다.

▣ 땅콩의 민간약효

- **설사 · 복통** : 소금을 볶아 헝겊에 싸서 배꼽 바로 밑에 감아 하복부를 따뜻하게 하고, 땅콩을 볶아서 껍질째 씹어 먹는다.
- **백일해** : 땅콩의 끝을 따버리고 약한 불로 달여 마신다.
- **고혈압** : 땅콩을 갈아서 식초가 들어가는 음식에 조금씩 섞어 먹는다.

오이초절임

■ 오이의 자연민간요법

오이는 고도의 알칼리성 미네랄식품이고 정혈작용이 강하여 몸의 불순물뿐만 아니라 쓸데없는 염분까지도 배출시킨다. 오이는 여름 채소이므로 겨울에 냉증, 저혈압, 빈혈인 사람이 먹으면 점차 몸이 차가워져 몸의 균형을 깨뜨리는 원인이 되므로 염분을 넣어 조리하면 좋다.

또 오이의 생즙을 마시면 숙취에 잘 듣는다.

■ 오이초절임 재료(1회 만드는 적량) ■

- 오이(中) 7개
- 마늘 1쪽
- 월계수잎 1장
- 붉은고추 1개
- 클로브 5~6개
- 현미식초 2컵
- 미림 2/3컵
- 천연소금 약간

■ 만드는 방법

① 오이는 씻어서 소금으로 간을 배게 한 다음, 양쪽 끝을

잘라내고 물에 씻어 3등분한다. 이때 도마 위에 오이를 굴리면 때깔이 좋아진다.

② 물 4컵에 소금 6큰술을 넣어 잘 녹인 다음, 여기에 오이를 넣고 가볍게 돌로 눌러 하룻밤 둔다.

③ 식초, 미림, 소금 2/3큰술, 얇게 썬 마늘, 월계수잎, 씨를 뺀 붉은고추, 클로브를 작은 냄비에 넣고 데친 다음 식힌다.

④ 오이를 꺼내 물기를 닦아 용기에 넣고 ③을 부어 뚜껑을 닫고 보관한다.

※ 오이초절임은 담근 지 이튿날부터 먹을 수 있으나 2~3일 뒤에 먹어야 더 맛이 있다. 붉은고추는 취향에 따라서 2~3일 뒤에 꺼내도 좋다. 여기에 사용한 절임즙은 두 번 사용할 수 있다.

■ 성분과 효능

오이는 비타민 A·B군, C와 칼륨, 철, 마그네슘, 규소 등의 미네랄도 풍부하게 함유되어 있으며, 특히 규소는 피부의 건강과 모발촉진에 없어서는 안 되는 성분이다.

또한 모발과 손톱, 발톱의 성장을 촉진하는 효과가 있다. 그리고 오이에는 부기를 제거하고 몸을 식히는 작용이 있으므로 흥분이나 고혈압, 부기가 잦은 사람에게 권할 만한 식품이다.

그러므로 오이초절임은 식욕을 돋우고 절임식품 대용으로 먹을 수 있다. 특히 여름철에 먹으면 별미이다.

■ 오이의 민간약효

- **화상** : 흐르는 물로 환부를 차갑게 한 다음, 오이의 생즙을 환부에 발라 붕대로 감는다.
- **부종 · 소변불통** : 오이 한 개를 쪼개 식초로 푹 삶아 꼭 짜고 그 국물을 매일 3회 1컵씩 마신다.
- **주근깨 · 땀띠** : 오이 마사지를 하거나 생즙을 바른다.
- **이질** : 연한 오이를 꿀에 발라 먹으면 낫는다.

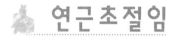
연근초절임

◼ 연근의 자연민간요법

연근은 기초체력을 지니게 해주고 세포에 활력을 주는 주요한 야채로서 바쁘게 일하는 사람이 연근을 상식하면 피로회복, 스태미나 증강, 노이로제 방지, 감기 예방 등의 효과를 맛볼 수 있다.

◼ 연근초절임 재료 ◼

- 연근 300g
- 매실식초(매실) 1컵
- 미림 2/3컵
- 다시마국물 1/2컵
- 청주 2큰술
- 붉은고추(小) 1/2개
- 현미식초 2큰술
- 천연소금 약간

◼ 만드는 방법

① 연근은 껍질을 벗겨 꽃모양이 되게 5㎜ 두께로 둥글게 썬다. 그리고 식초 1~2방울 떨어뜨린 물에 10분 정도 담근 다음, 소쿠리에 건져 물기를 뺀다.

② 끓는 물에 현미식초 2큰술 넣고 ①의 연근을 넣어 익을 정도로 데친 뒤, 소쿠리에 담아 물기를 빼고 1개씩 물기를 잘 닦는다.

③ 씨를 뺀 고추와 모든 양념과 다시마국물을 작은 냄비에 함께 넣고 한 번 끓인 뒤 잘 식힌다.

④ 용기에 연근을 넣고 ③을 부은 뒤 뚜껑을 닫아 보관한다.

※ 연근초절임은 이튿날부터 먹을 수 있다.

■ 성분과 효능

연근은 이뇨작용과 함께 쾌변을 하게 하며, 체내의 노폐물과 독소를 걸러내고 체력증강에 도움을 준다. 연근 마디도 약용으로 쓰이므로 버리지 말고 잘게 썰어서 된장국에 넣어 먹는다.

예로부터 연근은 기침을 멎게 하고 담을 없애기 때문에 민간요법으로 애용되는 한편, 숙취나 설사를 예방하는 것으로 알려져 있다.

또 비타민 C나 칼륨, 펙틴 등도 풍부하다.

감기를 예방하고 염분의 배설에도 좋으며, 고혈압이나 변비가 있는 사람에게도 대단히 좋다.

▣ 연근의 민간약효

연근은 마디에 약효가 있으므로 버리지 말고 이용하도록 한다.

생즙은 즉효성 피로회복제이다. 화학적인 약물이나 드링크제보다 훨씬 건강에 좋다. 자양, 강장, 건위 등에도 효과가 있다.

- **감기 · 기침 · 피로회복 · 천식** : 연근을 갈아 즙을 내고 뜨거운 물에 소금, 또는 꿀을 넣어 맛을 내고 뜨거울 때 마신다. 기침이 심할 때는 생즙을 그대로 마시면 효과가 있다.

- **노화방지** : 수시로 현미에 연근을 넣고 연근죽을 먹으면 몸이 따뜻해지고 노화방지에 도움이 된다. 병약자는 연근을 조리거나 삶아서 상식하면 좋다. 진정작용이 있으므로 불면증, 노이로제에도 효력이 있다.

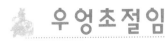

우엉초절임

▣ 우엉의 자연민간요법

우엉에는 타닌이 함유되어 있어 거담, 수렴작용을 한다. 궤양, 화상 등에는 수렴작용을 하며 여드름, 머리의 발진 등 체내에 노폐물, 독소가 쌓이는 질병에는 해독, 발한 작용의 효과를 나타낸다.

천연두, 홍역, 성홍열 등 발진이 나는 열병을 치유하는 기능이 있다.

우엉에 포함된 이눌린은 신장의 기능을 돕는 작용을 하며 예부터 이뇨제로 사용되었다. 또 알기닌이라는 성분도 함유되어 있어 성호르몬 분비를 돕고 강장효과가 있으며 힘을 내게 하고 두뇌를 좋게 한다.

▣ 우엉초절임 재료(1회에 만드는 적량) ▣

- 우엉(大) 1개
- 붉은고추(中) 1개
- 현미식초 1컵
- 다시마국물 1/2컵
- 간장 3큰술
- 미림 3큰술
- 청주 2큰술
- 천연소금 약간

♣ 참고

우엉은 껍질에 별미가 있으므로 껍질째 푹 익히거나 볶는다. 반드시 흙이 묻은 것을 쓰도록 한다. 왜냐하면 표백한 것과 채쳐서 봉투에 담겨 있는 것은 맛과 약효가 떨어진다.

▣ 만드는 법

① 우엉은 수세미로 잘 씻어내고 칼등으로 껍질을 긁어낸 후 3㎝ 두께로 썰어 식초 1~2방울 떨어뜨린 물에 담가 떫은맛을 우려낸 다음 소쿠리에 담는다.

② 끓는 물에 식초와 소금을 약간 떨어뜨리고 우엉을 넣은 다음, 약간 익을 정도로 데쳐서 소쿠리에 건져내 식힌다.

③ 작은 냄비에 분량대로 현미식초, 다시마국물, 간장, 미림, 청주, 씨를 뺀 붉은고추를 넣고 살짝 끓인 후 잘 식힌다.

④ 용기에 ②의 우엉을 넣고 ③을 부어 뚜껑을 닫고 보관한다.

▣ 성분과 효능

우엉은 식물섬유가 많기 때문에 장을 자극하여 소화, 정장, 노폐물을 내보내는 기능이 있다.

우엉은 철분이 많아 조혈작용을 하며 빈혈방지와 미용에도 효과 있는 식물이다.

또한 우엉을 섭취함으로써 콜레스테롤, 지방 등의 과잉영양물이 대변과 함께 대량으로 배설되기 때문에 대장암, 뇌졸증, 심장병 등 영양 과잉으로 일어나는 질병으로부터 벗어날 수 있다.

또 우엉즙으로 복통, 맹장염이 낫기도 한다.

맹장염일 때는 우엉을 껍질째 갈아서 짠 즙을 마시면 맹장염이 즉시 낫는다. 우엉은 감기의 묘약이라고도 알려져 있는데 우엉을 갈아 뜨거운 물을 붓고 된장을 넣어 먹으면 보온작용을 하므로 냉증에도 잘 듣는다.

우엉은 우엉조림 등의 식용으로 하는 외에 우엉뿌리 5~10g을 1컵의 물로 달여 반으로 조린 후, 식혀 약용하는 방법이 있다.

이것은 구강염, 잇몸 부종에는 양치질약으로 쓰면 좋고, 또 창상, 습진, 두드러기, 화상, 독충에 물렸을 때, 동상 등에는 뿌리를 잘라 목욕탕에 넣어 목욕하면 효과가 좋다.

그 외에 변비, 이뇨, 해독, 발한, 부종, 빈혈, 강장, 강정 등에 여러 효능이 있다.

■ 우엉의 민간약효

- **가래** : 우엉의 즙을 조금만 먹어도 가래가 제거된다.
- **치통** : 40g 정도의 우엉즙을 짜내고 소금 2/3 숟가락
  정도를 넣고서 달인 것을 치근에 바른다.
- **땀띠** : 우엉의 씨를 물과 함께 마신다.

호박초절임

▣ 호박의 자연민간요법

호박은 식용과 약용으로 널리 이용되어 왔으며, 특히 회복기의 환자나 위장이 약한 사람, 노인, 산모 등에게 좋은 야채이다. 호박씨는 예로부터 중국에서 고급요리의 재료로 쓰여져 왔다.

그 주성분은 지방산인데 질 좋은 불포화 지방산으로 구성되어 있다.

호박씨에는 머리를 좋게 해주는 레시틴과 간장의 작용을 돕는 메티오닌이 풍부하게 함유되어 있고 칼륨, 칼슘, 인 등의 무기질과 비타민 B군도 풍부하게 함유되어 있다.

▣ 호박초절임 재료(1회에 만드는 적량) ▣

- 호박(小) 1개
- 붉은 고추 1개
- 월계수잎 1장
- 통후추(검은 것) 3~4알
- 천연소금 약간

- 현미식초 2컵
- 다시마국물 1컵
- 미림 1/2컵
- 꿀 1큰술

♣ 참고

호박은 완전히 익지 않은 것을 골라야 한다. 호박초절임은 이튿날부터 먹을 수 있다.

◼ 만드는 방법

① 호박을 세로로 잘라 반을 가르고 속을 걷어내서 잘 씻고 크게 3㎜ 두께로 썬다.

② 충분히 물을 끓여서 소금 1작은술을 넣고 끓인 다음, 호박을 넣고 2분간 삶은 뒤, 소쿠리에 건져 펼쳐서 식힌다.

③ 작은 냄비에 현미식초, 다시마국물, 미림, 소금 1/2작은술을 넣어 불에 얹고 젓가락으로 휘저어 꿀을 녹인 다음 잘 식힌다.

④ 용기에 ②와 월계수잎, 씨를 제거한 붉은고추, 통후추를 넣고 식힌 ③을 부어서 뚜껑을 닫고 보관한다.

◼ 성분과 효능

카토틴이나 비타민 B_1, 식용섬유가 풍부한 호박과 식초의 구연산이 상승작용하여 몸속의 지탱력을 강화하고 체력을 튼튼하게 한다.

감기에 걸리기 쉬운 체질과 허약체질인 사람에게 좋다.

그리고 잘 익은 호박씨를 바싹 말려 가루로 만들고, 4홉의 소주에 1홉의 호박씨 가루를 넣어 따뜻한 곳에 두고, 그 성분이 술에 완전히 우러난 후, 하루 3회 한 잔씩 공복에 마시면 기분좋은 이뇨효과를 볼 수 있다.

▣ 호박의 민간약효

- **편도선염** : 씨 1홉을 2홉의 물로 달여서 반이 되면 한꺼번에 마신 다음, 이불을 덮고 땀을 낸다.
- **당뇨병** : 호박을 잘게 썰어 햇볕에 바싹 말려 가루를 만들고 하루에 20g 정도 장복한다.

알로에초절임

▣ 알로에의 자연민간요법

아프리카 희망봉이 원산지인 알로에는 관상용으로 가꾸기도 하고 약재로 쓰이기도 한다.

알로에에는 아로인, 알로에 에보딘이라는 성분이 다량 함유되어 있어 감기, 설사, 변비, 위궤양, 십이지장궤양, 신경통, 류머티스 등에 효과가 있다.

단, 과용하면 설사를 하게 되므로 주의해야 한다.

▣ 알로에초절임 재료 ▣

- 알로에 적당량
- 꿀 적당량
- 레몬 1개
- 현미식초 또는 과실식초

▣ 만드는 방법

① 잘라낸 잎을 물에 잘 씻고 가시를 제거한 다음 물기를 닦아낸다.

② 적당한 크기로 잘라 용기에 넣고 꿀을 적당히 넣는다.

③ 레몬은 껍질째 여덟 조각으로 잘라 넣는다.

④ 현미식초 또는 과실식초를 충분히 붓고 뚜껑을 덮어 햇볕이 들지 않는 서늘한 곳에 둔다.

♣ 참고

① 5월 이후 새싹이 순조롭게 자라기 시작한 포기를 골라, 육질이 두터운 아래쪽의 잎을 사용해 적당량 담근다. 10월까지 담글 수 있다.

② 담근 지 1개월부터 그대로 먹거나 샐러드에 넣어서 이용한다. 중간 정도의 잎이라면 하루에 한 장이 적량이다.

③ 식초는 1회 30cc를 냉수로 엷게 해서 1일 2~3회 음용한다.

■ 성분과 효능

알로에는 고혈압, 간장병, 당뇨병, 두통 등의 질환이나 타박상, 삔 곳 등에 효능이 좋다. 그리고 외용이나 미용에 광범위한 효능이 있고, 엑기스를 둥그렇게 과립으로 만들거나 크림에 혼합하는 등 쓰임도 다양하다.

알로에는 다른 녹황색 야채와 마찬가지로 비타민, 무기질이 풍부해 여러 가지 효능을 지니고 있다. 그리고 알로인과 알로에 에보딘이라는 유효성분이 함유되어 있어 건위제로서 효과가 있고, 고질적인 변비에도 잘 듣는다.

그러나 과다 섭취하면 역효과가 나타난다. 또 항균성, 항곰팡이성이 있는 알로에틴, 항종양성이 있는 알로미틴, 항궤양성이 있는 알로에 우루신 등도 함유되어 있어 감기, 위장병 등에 효과가 있다.

▨ 알로에의 민간약효

- **감기** : 알로에와 금감(금귤)을 1 *l* 의 물에 넣고 삶다가 물이 절반으로 줄어들면 설탕을 넣어 하루 3~4회 복용한다.
- **만성위염** : 잎을 3㎝ 정도의 길이로 잘라 잘게 썰어 설탕을 발라 그대로 물과 함께 복용한다.
- **간장 장애 · 소화불량** : 생잎을 찧어 그 즙을 반 컵 정도 공복에 하루 2회 장복한다.
- **거친피부** : 목욕을 한 다음 알로에를 뜯어 나오는 생즙 또는 잎을 갈아서 얼굴 등의 피부에 문질러 준다.

※ 알로에의 생즙을 계속해서 마시면 몸도 날씬해지고 검은 살결도 희어진다.

감잎초절임

▣ 감잎의 자연민간요법

감잎에는 다량의 비타민 C와 지혈, 혈압강하 작용을 하는 루틴 성분이 들어 있어 차로 마시면 뇌일혈, 고혈압, 심장병, 신장병, 기관지염, 중풍 치료에 도움이 된다.

특히 비타민 C의 함유량은 감잎 100g 중에 1000㎎이 함유되어 있어, 그 양도 파슬리의 5배, 시금치의 10배, 레몬의 20배에 해당된다.

단감과 떫은감 모두 새싹이 나는 6월부터 녹음이 짙어진 10월중순까지 잎에 비타민 C가 가장 많이 함유되어 있다.

▣ 감잎초절임 재료 ▣

• 감의 어린잎 20~30매   • 현미식초

잎도 먹을 경우에는 4~6월의 어린잎이 좋다. 또 7~8월의 짙은 녹색잎을 담가 식초를 사용해도 영양가가 높은 감잎초절임이 된다.

■ 만드는 방법

① 감잎은 물에 잘 씻어 물기를 닦아낸다.

② 용기에 현미식초를 넣고 감잎을 한 장씩 떨어뜨린다.

③ 뚜껑을 덮고 햇볕이 들지 않는 어두운 곳에 보관한 후, 어린잎이라면 7~10일 만에 꺼내어 식용으로 한다.

④ 7~8월의 짙은 녹색잎을 담갔을 때에는 1개월간 둔 다음, 잎을 꺼내어 버리고 식초를 사용한다.

♣ 참고

① 어린잎은 샐러드에 넣거나 튀김으로 해서 먹는다. 식초는 1회 30~50cc를 1일 2회, 냉수나 탄산수로 엷게 해서 마신다.

② 짙은 녹색잎은 질기므로 꺼내서 버린다.

③ 식초는 조미료로도 사용할 수 있다.

■ 성분과 효능

감잎은 비타민 C가 풍부하므로 비타민 C 부족의 여러 증상에 효과가 있다.

신진대사를 원활하게 하고 감기에 잘 걸리지 않게 하는 등 몸의 저항성을 높인다.

야채류에 함유되어 있는 비타민 C는 열에 약하지만, 감잎에 들어 있는 비타민 C는 열에 강하다. 그것은 비타민 C의 전 상태인 프로비타민 C가 함유되어 있기 때문이다.

비타민 C는 체세포 구성에 기능을 하는 콜라겐을 합성하는데 중요한 역할을 담당하기 때문에 조직세포, 잇몸, 혈관, 뼈, 치아 등의 성장과 치료는 이 콜라겐의 기능에 의한 것이다.

그리고 비타민 C의 최대 섭취는 바이러스 감염의 저항력을 기르기 때문에 감기 예방에 효과가 높다는 것이다.

또한 심장병, 동맥경화증, 뇌출혈 등의 순환기계질환과 위궤양, 십이지장궤양 등의 만성병에 효과가 크다.

더 나아가 간 기능을 부활하기 때문에 간장 장해, 황달에 효능이 있고 피로회복에도 효과적이다.

식초는 비타민 C를 분해하는 아스코르비나제를 파괴해 비타민 C의 손실을 막기 때문에, 초절임으로 잎에 듬뿍 함유되어 있는 비타민 C를 통째로 흡수할 수 있게 된다.

※ 감잎차 만드는 방법

잎을 따는 시기는 4~6월경 어린잎일 때가 좋다.

어린잎을 따서 흐르는 물에 잘 씻어 커다란 잎맥을 취해 3mm 정도로 자른다.

그리고 그 재료를 통풍이 잘 되는 그늘에서 말려 잘 건조된 것을 차로 마신다.

한편 감잎은 녹즙을 내서 마실 수도 있으며 또한 건조된 것을 달여 약으로 마시기도 하고, 어린잎은 튀김으로 먹을 수도 있다.

매실·살구초절임

앞의 제2장에 수록된 〈매실식초〉편을 참고하세요.

------ ■ 매실·살구초절임 재료 ■ ------

• 매실 또는 살구 1kg　　• 현미식초

매실이나 살구는 열매가 단단하고 잘 익은 것을 사용한다.

■ 만드는 방법

① 매실이나 살구는 하룻밤 물에 담가 떫은맛을 제거한다.

② 물기를 잘 빼고 입구가 큰 용기에 넣어 매실이나 살구가 완전히 잠길 때까지 현미식초를 넣는다.

③ 담근 용기는 뚜껑을 덮어 햇볕이 들지 않는 서늘한 곳에 보관한다.

④ 1개월 정도 지나면 열매를 꺼내고 식초는 냉장고에 보관한다.

♣ 참고

① 담그는 시기는 6~7월의 수확철이 적기다.

② 열매는 1일 3개 정도를 먹는다. 매실의 경우는 이것을 사용해서 매실장아찌도 만들 수 있다.

③ 식초는 조미료로 요리에 사용한다.

④ 음용할 경우에는 1회 30~50cc를 물로 엷게 해 1일 2회 사용한다.

※ 과실식초 만드는 편을 참조할 것.

■ 성분과 효능

매실과 살구는 당분이 많고 식초의 원료가 된다는 것은 앞서 자세히 설명한 바 있다.

초절임을 할 경우 효과가 뛰어난 식품이 되는데, 초절임으로 사용하면 매실이나 살구에 부족한 아미노산이 보급되고, 더욱 영양가 높은 식품으로 사용할 수 있다.

그리고 칼슘, 칼륨, 철을 많이 함유하고 있으므로 빈혈이나 변비 등으로 시달리는 여성들이 복용하면 좋은 효과를 얻게 될 식품이다.

피부가 거칠어졌을 때에는 정종 1컵에 매실장아찌 2~3개를 담가 1주일 후에 즙을 손에 바르고 마사지해주면 피부가 윤택하고 부드러워진다.

다시마초절임

▣ 다시마의 자연민간요법

다시마는 건장증진, 노화방지, 혈액순환을 좋게 하며 신진대사를 돕는 성분이 많이 함유되어 있다. 여기에는 독소와 노폐물을 내보내는 요오드가 많이 들어 있기 때문이다.

또한 소화되지 않은 찌꺼기가 장을 자극하여 장의 기능을 돕고, 내용물을 빨리 내보냄으로써 변비를 예방하고, 쾌변을 재촉하는 효과도 있다.

특히 비만으로 괴로워하는 사람일수록 저칼로리식으로 변비를 고치고 맛있는 국물을 먹으면 일거양득인 셈이다.

■ 다시마초절임 재료 ■

• 다시마 적당량   • 현미식초

미역도 똑같이 사용할 수 있다.

연중 언제나 담글 수 있으므로 약 15일 정도 먹을 수 있는 양을 담가 언제든지 먹을 수 있도록 한다.

▣ 만드는 방법

① 다시마는 적당량을 준비하고 물에 씻어 모래나 소금기를 말끔히 없애고 물기를 닦아낸다.

② 먹기 좋을 만큼 적당한 크기로 잘라 용기에 넣고 현미식초를 듬뿍 붓는다.

③ 뚜껑을 덮어 어둡고 서늘한 곳에 7~10일 정도 보관한다.

♣ 참고

① 바닷물 속에는 미네랄이 90여 종류나 된다. 그 미네랄을 충분히 빨아들이면서 자란 해조류는 염분이 적고 칼슘이 많다.

② 다시마는 잘게 썰어서 샐러드와 버무리거나 곁들이거나 한다. 식초는 조미료로 사용한다.

③ 음용할 경우에는 30~50cc씩 1일 2회로 하고 물이나 탄산수에 타서 사용한다.

▣ 성분과 효능

해조류에는 칼슘과 요오드 등 미네랄이 풍부하며, 미끈미끈한 성분인 프코이진, 라미나린, 알긴산 등의 수용성 다당류가 들어 있다.

여기에는 각종 비타민과 미네랄이 풍부하다. 그 중에서도 비타민 A와 B군, 칼슘과 칼륨이 많은 알칼리성 식품이다.

뿐만 아니라 해조류에는 엽록소인 클로로필이 함유되어 있어 콜레스테롤의 흡수를 방지하며 위궤양, 십이지장궤양을 예방하고 만성췌장염 등에 효과를 나타낸다.

비타민 A는 야맹증 예방 외에 피부나 점막을 튼튼히 함으로써 감기나 암을 예방하고, 비타민 B2는 지방 대사나 간장의 해독작용을 한다.

그 외 해조류는 혈액정화와 조혈작용을 하므로 산모에게 좋은 식품이다. 해조류를 상식하면 뇌졸중에 좋고 장수하게 된다.

다시마의 성분 중에서 뭐니뭐니해도 많이 함유되어 있는 것은 무기질인 칼슘, 칼륨, 나트륨, 요오드, 철 등이다.

칼슘 부족은 뼈나 치아를 약하게 할 뿐만 아니라 정신적으로 불안정한 상태를 가져오기 때문에 사물에 집중하지 못하는 경향이 있다.

칼슘의 1일 필요량은 다시마 50g 정도에서 섭취되므로 꼭 이용하는 것이 바람직하다.

칼륨은 나트륨의 배설을 원활하게 해 혈압을 안정시키는데, 다시마에는 나트륨도 3~4%로 고농도가 함유되어 있다.

다시마 중에 함유된 칼륨과 알긴산의 작용이 나트륨의 섭취 과잉을 막고 혈압의 안정에 효과를 발휘하고 있는 것이 된다.

요오드는 갑상선 호르몬의 형성에 중요한 물질이고 체내 전체의 요오드(대부분이 유기 요오드이고 탄소와의 결합물) $20 \sim 50$ ㎎ 가운데 80%가 갑상선에 존재한다.

갑상선 호르몬은 성장, 당대사, 지방대사, 단백질대사에 불가결하고 이것이 부족하면 유아의 경우 발육이 멎는 크레틴병, 과혈당, 콜레스테롤 증가, 저단백 혈증 등의 대사 장애를 일으킨다.

다시마의 섬유질과 당질은 거의 흡수되지 않고 칼로리도 없으므로 장의 트릿함을 해소하고 변비에 효과가 있는 것과 동시에 비만 방지에도 도움이 된다.

다시마에 함유되어 있는 지방에는 필수 불포화지방산인 리놀산과 에어코사펜타엔산이라는 동맥경화증 예방에 효과가 있는 다가 불포화지방산이 많고, 혈중 콜레스테롤을 낮추어 식물섬유 작용과 협조해서 뇌졸중 등의 동맥경화성 질환의 예방, 비만 방지, 고혈압 예방 등 폭넓은 유효성을 나타내고 있다.

다시마에는 이 밖에 혈액 중의 콜레스테롤을 배설하거나 간장에서 만들어지는 담즙산의 순환을 원활하게 하는 작용을 지닌 함황아미노산의 일종인 타우린도 풍부하게 함유되어 있다.

낙지, 새우, 오징어 등은 콜레스테롤 함양이 높은데 타우린도 함유되어 있어 콜레스테롤 축적을 막는다. 김과 함께 먹으면 타우린을 더욱 많이 섭취할 수 있으므로 콜레스테롤에 신경이 쓰이는 사람에게는 편리하다.

다시마를 담근 식초에서는 글루타민산, 이노시톨 등의 단맛 성분이 녹아 나오기 때문에 그대로 물에 타서 마셔도 좋고 요리의 맛도 돋우어 준다.

▣ 다시마의 민간약효

- **고혈압 · 동맥경화증** : 다시마를 잘게 썰어 물에 하룻밤 담갔다가 그 물을 마시고 다시마도 먹는다.
- **당뇨병** : 간장을 넣고 삶은 다시마와 콩의 조림을 적은 량이라도 매일 먹는다.

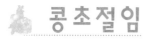

콩초절임

▨ 콩의 자연민간요법

콩은 영양가가 풍부하고 성인병을 예방하는 장수식품이다.

콩에는 양질의 단백질과 지방이 풍부하고 아미노산도 비교적 많이 들어 있다.

콩에 들어 있는 불포화 지방산은 체내의 콜레스테롤을 제거하는 역할을 하며, 비만증, 고혈압을 비롯하여 각종 성인병 및 노화방지에도 효과적이다.

콩을 달인 즙은 신장병을 다스리고, 소변에도 이롭다. 중풍으로 인한 각약(脚弱)과 산후의 질병, 심장병, 경련 등에도 좋다. 이 외에도 콩은 기침, 설사, 불면증, 동상, 변비에도 특효가 있다.

▨ 콩초절임 재료 ▨

- 콩 1컵
- 다시마국물 1/2컵
- 미림 1큰술
- 현미식초 1.5컵
- 청주 1큰술
- 다시마(5cm길이) 1장

▣ 만드는 방법

① 콩을 씻어 반나절 정도 그늘에서 말리고 물기를 뺀 다음 프라이팬에 타지 않도록 잘 볶는다.

② 종이에 콩을 펼쳐놓고 그을음을 제거한다.

③ 작은 냄비에 모든 조미료와 다시마국물을 넣어 불에 올려 한 번 끓인 다음 잘 식힌다.

④ 다시마는 젖은 행주로 깨끗이 닦는다.

⑤ 병에 콩과 ③, ④를 넣고 잘 섞은 다음 밀봉을 한다.

※ 1일 권장량은 10알 정도로 잘 씹어 먹는다.

♣ 참고

콩초절임은 담근 이틀 뒤부터 먹을 수 있다. 1주일이 지나면 냉장고에 보관한다.

▣ 콩의 민간약효

• **심장병 · 신경통 · 고혈압** : 콩을 물에 담가 잘 불려서 프라이팬에 볶는다. 이것을 병에 넣고 순수한 현미초와 벌꿀을 넣어 1~2주간 그대로 두고 잘 섞어서 이 콩을 1일 3회, 식사 후에 5개 정도 먹으면 된다.

• **신장병** : 말린 콩깍지를 3시간 이상 진하게 달여 수시로 차 마시듯 마신다.

• **습관성 변비** : 누런 콩을 쪼개면 껍질이 나오는데, 이 껍질만 거두어 40g씩 물로 진하게 달여 마신다.

버섯과 다시마초절임

- 팽이버섯 200g
- 송이버섯 150g
- 다시마(1.5cm길이) 1장
- 현미식초 2/3컵
- 간장 1/3컵
- 미림 1큰술
- 가다랑어 국물 1/3컵
- 청주 3큰술
- 붉은고추(小) 1개

■ 만드는 방법

① 팽이버섯과 송이버섯은 단단한 밑둥을 제거해 씻어서 소쿠리에 펼쳐놓고 끓는 물을 살짝 끼얹어서 식힌 다음 물기를 잘 뺀다.

② 다시마는 젖은 행주로 깨끗이 닦아 4cm 길이로 가늘게 잘라 그릇에 담고 현미식초 1/3컵을 넣은 뒤 2시간 동안 그대로 둔다.

③ 작은 냄비에 가다랑어 우린 국물, 남은 식초, 간장, 미림, 술, 씨를 뺀 붉은고추를 넣고 한 번 끓인 다음 잘 식힌다.

▣ 성분과 효능

버섯과 다시마초절임은 노 칼로리이고 비타민, 미네랄이 풍부하다, 디저트로 이러한 것을 한 가지 곁들이면 식욕이 없을 때 맛있게 먹을 수 있다.

소금을 제한해야 하는 사람은 이것과 무즙을 버무려서 먹으면 좋다.

초란(酢卵)

■ **초 란 재 료** ■

• 계란 1개   • 현미식초 1컵

▨ 만드는 방법

① 계란은 잘 씻어 물기를 닦아내고 분량대로 식초를 부어 마개를 덮고 10일 정도 상온에 둔다.

② 계란의 표면이 부드러워지면 젓가락으로 잘 저어서 섞은 다음, 다시 마개를 덮고 냉장고에 넣어 알껍질이 거의 녹으면 마신다.

▨ 성분과 효능

완성된 초란을 잘 섞어서 1회에 1큰술 정도를 2~3배의 물 또는 얼음에 타서 마신다.

알껍질의 칼슘은 흡수하기 쉬운 상태로 섭취할 수 있다. 특히 당뇨병이 있는 사람의 체력 강화에 도움이 된다,

차조기 잎과 열매초절임

■ 차조기 잎과 열매초절임 재료 ■

- 붉은 차조기 또는 푸른 차조기의 잎이나 열매 적당량
- 현미식초 또는 과실식초

▨ 만드는 방법

① 차조기의 잎은 연한 어린 잎을 사용한다. 약 20매를 물에 잘 씻어 마른 행주로 한 장 한 장 물기를 닦아낸다. 차조기의 열매는 송이째 물에 씻어 잎처럼 물기를 닦아낸다.

② 입구가 큰 병에 현미식초 또는 과실식초를 넣고 차조기 잎을 한 장씩 떨어뜨려 넣는다. 이렇게 하면 잎 전체에 식초가 고르게 퍼진다.

③ 덮개를 덮고 어두운 곳에 보존해 7~10일 뒤에 사용한다.

④ 붉은 차조기를 재료로 하면 붉은빛이 녹아 나와 예쁜 포도주색의 식초가 된다.

♣ 참고

6~8월에는 어린 잎을 따서 사용하고 열매는 9월에 담근다. 열매는 송이 끝에 꽃이 약간 남아 있는 부드러운 것을 사용한다.

그대로 먹거나 샐러드 같은 것에 넣어도 맛있게 먹을 수 있다. 붉은 차조기는 붉은 기가 빠져 매실장아찌 절임에 사용한 것과 같은 빛깔이 되는데 맛은 변하지 않는다.

식초는 1회 30~50cc를 1일 2회 냉수나 탄산수로 엷게 해서 마신다. 차조기 향기를 풍기는 산뜻한 음료가 된다.

▣ 성분과 효능

생선회에 곁들이거나 튀김 등에 주로 식용이 되는 푸른 차조기와 매실절임 등의 절임에 사용되는 붉은 차조기, 잎에 잔주름이 많은 차조기가 있다.

차조기의 잎에는 비타민 A와 칼슘, 칼륨이 풍부하게 함유되어 있다. 프로비타민 A는 8,700mg/100g으로 비타민 A로서의 효력도 강하다.

칼슘은 220mg/100g, 칼륨은 470mg/100g이고 차조기의 열매에도 많이 함유되어 있다.

항균 작용이 있어 식중독 예방에 사용되고, 빈혈, 요통, 두통에 효과가 있으며, 식욕증진도 된다.

최근에는 항암물질이 함유되어 있다는 것이 인정되었다.
차조기의 열매에는 기침을 멎게 하는 효과도 있고 천식 등
에도 사용된다.

생선회에 곁들이는 것은 배색을 좋게 하려는 뜻도 있지만
식중독에 걸리기 쉬운 생식에 곁들여서 항균작용으로 식중
독을 막으려는 이용법인 것이다.

또 칼륨이 많이 함유되어 있기 때문에 염분의 과다섭취를
막아준다.

뽕잎·뿌리초절임

■ 뽕나무의 자연민간요법

누에의 먹이로 널리 가꾸어지고 있는 뽕나무는 타원형의 잎이 서로 어긋나게 나며 4월에 꽃이 이삭모양으로 잎겨드랑이에 핀다.

열매는 '오디'라 하는데 갸름하고 도톨도톨하며 여름에 검게 익고 맛이 달콤하다.

이 오디를 설탕을 조금 섞어 소주에 담근 것은 자양, 강장 효과가 있고 냉증에도 좋다.

뿌리껍질은 한방에서 상백피(桑白皮)라 하여 널리 약재로 쓰이는데 해열, 진해, 이뇨, 소종작용을 한다.

흰 껍질만을 모아 말려 물에 넣고 절반이 되도록 끓여 복용하다.

잎은 달여서 차 대신 마시면 고혈압과 동맥경화를 고칠 수 있고 강장효과도 얻을 수 있다.

어린 잎을 튀김으로 먹으면 정혈작용이 있으므로 회춘 효과가 있고 나물로 무쳐 먹기도 한다.

• 뽕잎 30매 또는 뿌리 적당량   • 현미식초

잎은 가지 끝의 어린 잎을 사용한다. 담그는 매수는 취향에 따라 가감한다.

뽕나무 뿌리는 지름 1~2cm의 그다지 굵지 않은 뿌리를 파내 물에 씻어서 바깥 껍질을 제거하고 안쪽의 흰껍질을 사용한다.

■ 만드는 방법

① 뽕잎은 물에 씻어 물기를 잘 닦아낸다.

② 잎구가 큰 병에 현미식초를 넣고 잎을 한 장씩 떨어뜨린다.

③ 덮개를 덮고 어두운 곳에 보존해 7~10일 정도 되면 잎을 꺼낸다.

④ 뽕나무 뿌리는 적당한 길이로 잘라 하룻밤 물에 담가 떫은맛을 우려낸다.

⑤ 물기를 잘 빼서 입구가 큰 병에 넣고 현미식초를 듬뿍 넣는다.

⑥ 용기에 덮개를 덮고 1개월간 햇빛이 들지 않는 어두운

곳에 보존한 다음 뽕나무 뿌리를 꺼내고 식초를 사용한다.

♣ 참고

뽕잎은 4~10월까지 담글 수가 있다. 뿌리는 언제든지 담가도 좋은데 잎과 마찬가지로 4~10월의 것을 사용하고 뽕나무에 상처가 나지 않도록 주의한다.

뽕잎은 그대로 먹거나 샐러드에 넣어서 사용한다. 잎이나 뿌리를 담근 식초는 조미료로 여러 가지 요리에 사용한다. 마실 경우에는 1회 30~50cc를 냉수나 탄산수에 타서 사용하다.

▣ 성분과 효능

뽕나무의 근피는 상백피(桑白皮), 잎은 상엽(桑葉)이라고 해서 한방에서는 폐질환 치료약 또는 소염, 이뇨, 진해에 사용된다.

상백피는 혈압을 낮추고 항균작용을 나타내는 성분이 함유되어 있다.

잎에는 비타민 C나 엽록소도 많으므로 감잎과 마찬가지로 신진대사를 원활하게 해 몸의 저항성을 높이고 간기능을 증진시킨다.

엽록소는 상처나 습진, 독을 깨끗이 낫게 하는 것으로 알려져 있으며 비타민 C와 함께 살갗이 트는 것을 치유하는 등 미용에도 효과가 있다.

오디도 초절임을 해서 먹으면 강장, 강정, 빈혈, 당뇨병에 효과가 있다.

■ 뽕나무의 민간약효

- **임파선 결핵 또는 임파선이 부은 데** : 오디 1말을 찧어 즙을 짜고 끓인 물 2되에 넣고 저어 다시 즙을 짠다. 질그릇에 담아 약한 불에서 물엿처럼 될 때까지 달인 후, 사기 그릇에 담아 밀봉하고 매일 3~4회 식간에 큰 술로 하나씩 따뜻하게 데워서 먹는다.
- **중풍 · 피부병 · 신경통** : 생잎 600g에 쑥잎 16g을 섞어 삶은 물로 매일 목욕하고 머리까지 담근다.

박하초절임

중국이 원산지로 한방에서 잎을 박하라고 부르며 땅속줄기를 갖고 있고 마디마다 두 장의 잎이 마주난다.

잎과 줄기를 모두 약재로 쓰고 향기가 좋아서 향료, 음료, 사탕용으로 쓴다. 주성분은 멘톨인데 70~90%에 이르고 1%의 기름을 함유하고 있다.

말린 약재는 강장, 건위, 통경, 소종, 해열 작용을 하므로 2~4g을 물에 넣고 절반이 되도록 달여 마신다.

■ 박하초절임 재료 ■

• 박하 3~4포기   • 현미식초 1 *l*

박하는 잎, 줄기와 뿌리 모든 것을 사용할 수가 있다.

■ 만드는 방법

① 박하는 물에 잘 씻어 물기를 닦아낸다.

② 적당한 길이로 잘라 입구가 큰 병에 넣는다. 박하를 가제에 싸서 넣으면 꺼낼 때 편리하다.

③ 현미 식초 1 l 를 붓고 덮개를 덮어서 햇빛이 들지 않는 어두운 곳에 보관한다.

④ 1개월이 지난 뒤 박하는 꺼내고 식초를 사용한다.

♣ 참고

7~8월 잘 자란 박하를 사용해 담근다.

식초는 보존이 잘 되므로 2~3 l 를 만들어서 이용하면 좋다.

조미료로 초무침, 샐러드에 사용하면 박하의 향기가 식욕을 돋운다. 1회 30~50cc를 1일 2회 냉수나 탄산수에 타서 마시면 현미식초 특유의 향기가 박하의 향기로 사라져 감촉이 좋고 청량감 넘치는 음료가 된다.

건져낸 박하는 보존해서 붙이는 약으로 사용할 수도 있다.

■ 성분과 효능

박하는 어디에나 자생하고 있으며, 재배도 이루어지고 있다. 야생 박하가 향기도 강하고 잎, 줄기, 뿌리 모두에 방향물질인 멘솔이 함유되어 있다.

박하의 효능에는 주성분인 멘솔의 작용이 중요하다.

멘솔은 청량, 방향성, 건위제로서 식욕을 돋우고 위장의 운동을 활발하게 한다. 두통, 구내염, 치통, 안정피로(眼精疲勞) 등의 동통이나 피부병에 사용되고 감기에 걸렸을 때 양치약으로도 사용된다.

박하를 담근 식초는 그대로 마시면 효과가 강하고 요리에 사용해도 식욕증진을 일으킨다.

또 잎은 타박상이나 삔곳의 습포로 사용하면 효과가 있다.

금귤·유자·레몬초절임

■ 금귤·유자·레몬초절임 재료 ■

- 금귤·유자·레몬 적당량
- 현미식초

금귤·유자·레몬은 제각기 담가도 좋은데 두 종류 정도를 혼합하면 향기가 좋은 식초를 만들 수 있다.

과실식초에 담가도 좋은데 현미식초를 사용하는 것이 가장 효과가 좋은 식초가 된다.

■ 만드는 방법

① 재료는 물에 잘 씻어 물기를 닦아내고 적당한 크기로 둥글게 자르거나 세로로 자른다.

② 유자·레몬은 현미식초 1 l 에 대해서 4~5개, 금귤은 대체로 15개 정도 사용한다.

③ 입구가 큰 병에 넣어 햇볕이 들지 않는 어두운 곳에 보관하고 1개월간 보존한다.

♣ 참고

레몬은 연중 담글 수가 있다. 유자. 금귤은 11월~2월이 적합하다.

식초는 감귤류의 향기가 높고 풍미가 풍부한 조미료로 여러 가지 요리에 사용된다. 1회 30~50cc를 물이나 탄산수에 타서 음용한다. 열매는 그대로 먹거나 셀러리 등에 넣어서 사용한다.

■ 성분과 효능

감귤류는 비타민 A, 비타민 C, 칼륨의 함유량이 높고 효능도 많다는 것은 과실식초에서 이미 언급했다. 초절임으로 사용하는 것의 특징은 곡물식초와 과실식초 양쪽의 성분이 모두 효과적으로 작용한다는 것이다.

특히 과실을 사용할 경우에는 곡물식초에 부족한 비타민 C, 구연산, 사과산 등의 유기산을 보급할 수 있다. 따라서 곡물식초만으로는 효과가 약하나 초절임으로 이용하면 신진대사의 원활화, 허약체질의 개선, 피로회복 등 식초의 작용이 강화된다.

모과초절임

▣ 모과의 자연민간요법

모과나무의 잎은 겉 끝이 뾰족하고 톱니가 있으며, 열매는 매끈하고 딱딱하며 맛은 시다.

모과는 기관지를 튼튼하게 하여 감기와 열, 천식, 피로에는 매실보다도 특효가 있다.

감기가 유행하는 계절에는 꿀에 담가 주스로 만들어 묽게 해서 마시면 좋다.

모과주를 만들고 남은 찌꺼기는 잼을 만든다.

▣ 모과초절임 재료 ▣

• 모과 2~3개   현미식초 1 *l*
• 얼음설탕 200g, 또는 꿀

모과는 노란 빛깔의 향기가 강하고 잘 익은 것을 고른다. 정원수에 달린 열매를 사용할 경우에는 잎이 떨어질 무렵의 잘 익은 것을 사용한다.

▣ 만드는 방법

① 모과는 물에 씻은 다음 물기를 닦어내고 적당한 크기로 썬다.

② 입구가 큰 병에 넣어 현미식초를 붓고 얼음설탕 또는 꿀을 섞는다.

③ 뚜껑을 덮고 햇빛이 들지 않는 어두운 곳에 보존한 후 3개월 뒤에 모과는 건져낸다.

♣ 참고

잘 익은 열매가 나오는 11월이 담그기에 적합하다.

식초는 담근 지 1개월 뒤부터 사용할 수 있는데 가장 효능이 있는 식초로 사용하기 위해서는 3개월간 숙성시키는 것이 필요하다.

음용할 경우에는 1회 30~50cc씩 1일 2회 물이나 탄산수에 타서 사용한다.

▣ 성분과 효능

모과의 신맛은 구연산, 사과산 등의 유기산이 많기 때문인데 곡물식초로 부족한 유기산을 보충할 수 있다.

무기질의 경우 칼륨, 철의 함유량이 많다.

피로회복, 정장, 보혈제, 더위 먹은 데에 효과가 있다. 또 기침을 가라앉히고 가래를 삭게 하는 효과적인 성분도 함유되어 있다.

▣ 모과의 민간약효

- **기관지염 · 감기 · 열 · 피로회복** : 모과를 꿀에 절인 것과 주스, 잼, 모과주를 만들어 마시면 잘 듣는다.
- **기침** : 모과 1개를 4등분하여 씨를 빼지 말고 4~5mm 두께로 썰어서 물 4~5홉에 설탕을 적당히 섞어 복용한다.

  또는 과실을 말려 두고 하루 4~5g을 물 20cc가 반정도 되도록 달여서 하루 3회 나눠 먹는다.

  물론 모과를 설탕물로 끓여 잼으로 먹어도 효과가 있다.

※ 모과주스 · 모과주

꿀에 담가 주스를 만들기도 하고 소주에 담가 모과주를 만들어 먹기도 한다. 적어도 2~3개월은 천천히 묵히는 편이 좋으며 소주에 담근 것은 반년 이상 묵혔다가 이용하는게 좋다.

피로할 때나 감기, 열의 예방 등에 약용으로 쓰인다.

명자나무 열매초절임

■ **명자나무 열매초절임 재료** ■

- 명자나무 열매 7~8개
- 현미식초 1 *l*

명자나무 열매는 노란 빛깔의 잘 익은 것을 사용한다. 오렌지색의 꽃이 피는 야생의 명자나무 열매도 이용할 수 있다.

■ 만드는 방법

① 명자나무 열매는 물에 잘 씻어 물기를 닦아내고 심(芯)을 제거한 다음 적당한 크기로 자른다.

② 입구가 큰 병에 넣고 현미식초를 붓는다.

③ 뚜껑을 덮고 햇빛이 잘 들지 않는 어두운 곳에 보존한다.

④ 8개월이 지나면 열매는 건져내고 식초를 사용한다.

♣ 참고

열매가 잘 익은 11월이 담그기에 적합하다.

식초는 조미료로 여러 가지 요리에 사용된다.

음용할 경우에는 1회 30cc를 1회 2회, 꿀을 적당량 가하고 물이나 탄산수로 엷게 해서 마신다.

■ 성분과 효능

3~4월에 잎이 나오지 않을 무렵 꽃이 핀다. 꽃의 빛깔이 검붉은 비(緋)명자, 흰 백명자, 흰 바탕에 붉은 경사(更紗)명자가 있다.

야생 명자는 오렌지색 꽃이 핀다.

명자에는 사과산, 구연산 등의 유기산이 많이 함유되어 있고 피로회복, 자양, 강장에 효과가 있다.

또 무기질인 칼륨이나 비타민 B류도 많고 빈혈, 부기, 각기병, 구역질, 근육의 경련, 마비, 설사 등에 효과가 있다.

표고버섯초절임

▣ 표고버섯의 자연민간요법

천연으로는 졸참나무, 모밀잣나무, 상수리나무 등 활엽수의 줄기와 가지에 봄과 가을에 걸쳐 두 번 나는데 군생한다. 갓의 표면은 젖갈색에서부터 암자색 등이다. 안쪽은 하얀 주름이 밀집되어 다육질이며 식용균으로 쓰인다.

▣ 표고버섯초절임 재료 ▣

• 표고버섯 10~12개   • 현미식초 1 *l*

표고버섯은 날것이나 말린 것 모두 담글 수가 있다.

▣ 만드는 방법

① 생표고버섯은 중간 정도 크기의 것을 10개 정도 준비한다.

② 생표고버섯은 단단한 밑둥을 제거하고 가볍게 물에 씻어 더러운 부분과 먼지를 제거한다. 그리고 물기를 빼고 비타민 D가 만들어지도록 하기 위해 햇볕에 하룻

동안 말린다.

③ 말린 표고버섯을 사용할 경우에는 먼지를 제거하고 사용한다.

④ 입구가 큰 병에 표고버섯을 넣고 현미식초를 붓는다. 말린 표고버섯을 사용할 경우에는 현미식초를 많이 붓고 뚜껑을 덮어 어두운 곳에 보관한다.

♣ 참고

표고버섯은 연중 재배되고 있으므로 생표고버섯, 말린 표고버섯 모두 언제라도 이용할 수 있다.

표고버섯은 잘게 썰어 샐러드와 버무리거나 탕수육, 팔보채 등의 중화요리 재료로 이용한다. 식초는 조미료로 사용하는 것 외에 음용하기도 한다.

음용에는 30cc씩 1일 2회로 하고 물이나 탄산수로 엷게 해 사용한다.

▦ 성분과 효능

버섯 종류는 혈압강하 작용을 나타내는 물질이나 항암효과를 지닌 물질이 함유되어 있다.

표고버섯에는 단백질이나 당질은 그다지 함유되어 있지 않기 때문에 저칼로리의 식품이라고 말할 수 있다.

표고버섯에는 지질대사를 원활하게 해 동맥경화를 예방하고 혈압을 낮추는 에리타데닌(아미노산의 일종)이 함유되어 있다. 에리타데닌은 혈중의 콜레스테롤을 몸 밖으로 배설하는 것을 촉진하고 동맥에 콜레스테롤이 축적되는 것을 예방한다.

또 에리타데닌에는 혈압을 낮추는 작용을 하며, 동맥경화를 예방하고 뇌졸중이나 심근경색 등의 성인병 예방에 효과를 발휘한다.

표고버섯에는 항균작용을 지닌 포자가 있어 이것이 감기의 예방에 작용하고, 비타민 B_1, B_2나 D도 풍부하게 함유되어 있기 때문에 몸의 저항성을 강하게 해 뼈나 치아가 튼튼해진다.

표고버섯의 비타민 D는 에르고스테롤이라는 프로비타민 D(비타민 D의 전구물질)가 햇볕에 닿아 생기는 것이므로 생표고버섯은 하루 말려서 사용하면 좋다. 말린 표고버섯도 햇볕에 말린 것을 사용하는 것이 좋다.

표고버섯의 항암효과는 렌티난이라는 다당체 물질에 따른 것임이 알려져 있고, 면역력을 증강해 암세포의 증식을 억제하는 작용이 있다.

표고버섯을 물에 담가 하룻밤 두고, 그 물을 마신다는 건강법이 있는데, 초절임으로 이용하는 것이 더욱 효율적으로 성분을 이용할 수 있는 방법일 것이다.

▧ 표고버섯의 성분표(100g)

	생표고	말린표고
수　분	9.1g	10.3g
단백질	2.0 g	20.3g
지　방	0.3g	3.4g
당　질	5.3g	52.9g
섬　유	0.9g	8.9g
회　분	0.4g	4.2g

▧ 표고버섯의 민간약효

표고버섯의 성분은 콜레스테롤 저하와 혈액순환을 좋게 하기 때문에 고혈압과다 동맥경화증 예방에 효과적이다.

또한 적혈구를 증가시켜 빈혈을 예방하고, 칼슘을 체내에 공급하는데 도움이 되기 때문에 뼈의 성장에 없어서는 안 될 성분을 함유하고 있다.

숙취에도 효과적이다.

목이버섯초절임

▣ 목이버섯의 자연민간요법

봄부터 가을에 걸쳐 비온 뒤에 생기는 목이버섯은 자생하는 나무에 따라 효용이 다르다.

가령 뽕나무에 자생하는 것은 갱년기 장애에 효과가 있고, 회화나무에 자생하는 것으 치질에 좋고, 석류나무에 자생하는 것은 촌충 제거와 편도선염에 좋다.

유효성분으로는 다른 버섯류에 비해 특히 칼슘이 많은 것이 특징이다. 또한 식물성 단백질인 젤라틴이 상당히 많이 함유되어 있다.

목이버섯을 입에 넣었을 때 미끈미끈한 감촉과 오도득오도득 씹히는 것은 이 젤라틴 때문이다. 이것은 노화를 방지하는 강장제로 중국에서는 각종 요리에 많이 사용되고 있다.

천연의 백목이버섯에는 특히 중혈작용과 소화흡수에 도움이 되는 약효가 있다.

```
┌─────────────────────────────────────────┐
│      ■ 목이버섯초절임 재료 ■              │
│                                          │
│  • 목이버섯(말린 것)  30g                 │
│  • 현미식초  1/2컵      • 다시국물  1/4컵  │
│  • 간장  1/4컵         • 청주  2큰술       │
│  • 미림  3큰술         • 붉은고추(小)  1개 │
└─────────────────────────────────────────┘
```

▨ 만드는 방법

① 말린 목이버섯은 중화요리 재료상에 많이 있다. 물에 불리면 대단히 커지므로 잘 씻은 뒤, 끓는 물에 살짝 데친다. 한 입 크기로 썰어 물에 담가 불린 뒤 물기를 뺀다.

② 씨를 뺀 붉은고추와 조미료, 다시국물을 작은 냄비에 합쳐서 불에 올려 놓고 끓기 직전에 내려 잘 식힌다.

③ 병에 목이버섯을 넣고 ②를 부어 밀봉한다.

♣ 참고

목이버섯은 산에서 채취한 것이 대부분이어서 흙 · 모래 등이 묻어 있으므로 불리면서 잘 씻어내야 한다.

목이버섯초절임은 이튿날부터 먹을 수 있다.

철분, 칼슘, 비타민 B_1, B_2, 나이아신 등이 풍부하므로 빈혈이나 저혈압, 허약 체질, 변비, 그리고 젊은 나이에 흰 머리카락이 많은 사람들에게 특히 권하고 싶은 절임식품이다.

여성의 아름다운 피부와 남성의 정력 증진에 효과가 있다.

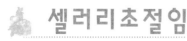

셀러리초절임

▣ 셀러리의 자연민간요법

고대 그리이스 시대부터 여러 질병에 이용해 온 셀러리를 그리스의 의사는 만병통치약, 즉 이뇨제, 해열제, 위장약, 흥분제, 최음제 등으로 이용했다.

셀러리의 효능을 과학적으로 분석해 보면 셀러리는 살아 있는 유기나트륨이 칼슘의 4배나 함유되어 있다.

채내에 침착한 칼슘을 용해시키는 작용을 하므로 관절에 무기칼슘을 비롯한 노폐물이 침착해 일어나는 관절염의 묘약이 된다.

주스를 만들어 먹을 때는 당근과 섞어 마시면 효과가 있으며, 이 혼합주스는 신경증의 변성(變性)에서 오는 여러 가지 신경장해에 현저한 효과를 나타낸다.

또 혈구의 영양이 되는 마그네슘과 철이 많이 함유되어 있으므로 빈혈치료에도 도움이 되며 혈액질환의 정상화를 도모하게 된다.

- 셀러리 1포기
- 마늘 1쪽
- 월계수잎 1장
- 붉은고추 1개
- 통후추(흰 것) 5~6개
- 천연소금 약간
- 클로브(향료) 2~3개
- 현미식초 2컵
- 다시국물 2/3컵
- 미림 3큰술
- 청주 1큰술

▨ 만드는 방법

① 셀러리를 1개씩 떼내어서 잘 씻는다. 칼로 표면의 줄기를 얇게 깎아내고 7㎝ 길이로 잘라 굵은 곳은 세로로 반으로 해서 다시 3등분으로 자른다. 소금 1작은술을 골고루 잘 뿌리고 무거운 돌로 3~4시간 눌러둔 뒤, 소쿠리에 담아 물기를 뺀 다음 마른 행주로 잘 닦는다.

② 작은 냄비에 식초, 다시국물, 미림, 청주, 씨를 뺀 붉은고추, 통후추, 클로브, 월계수 잎을 넣고 살짝 데친 다음 잘 식힌다.

③ 마늘은 얇게 썰어 셀러리와 함께 병에 넣고 ②를 쏟아 넣는다.

※ 셀러리초절임은 이튿날부터 먹을 수 있다.

▣ 성분과 효능

자연식품 중 특히 강정과 미용에 효과가 있는 것이 셀러리이다.

셀러리에는 칼슘, 비타민 B1 · B2 · C 등도 많이 함유되어 있어 진정작용, 건위(健胃), 정장(整腸)작용이 강하며 특히 신경성 설사에 효과가 있다.

항스트레스 작용, 자율신경, 내분비 등의 균형을 회복시키는 역할도 하며 기관지와 폐의 기능도 높이고, 피로회복뿐 아니라 술과 담배의 독을 제거한다.

또 불면증과 생리불순, 갱년기 장해 등에도 폭넓게 효과가 있다.

특히 성호르몬 기능을 높여주고 노화를 예방한다. 그리고 노폐물을 제거해 신진대사를 촉진한다.

피망초절임

■ 만드는 방법

① 피망은 꼭지와 씨를 제거하고 세로로 4등분해 소쿠리에 담아 소금을 약간 뿌린다. 10분 정도 끓인 물에 살짝 담근 다음 소쿠리에 건져 물기를 제거한다.

② 냄비로 식초, 다시마국물, 미림, 청주, 소금 1/3작은술을 넣어 불에 올려놓고 한 번 졸인 다음 불을 끄고, 씨를 뺀 붉은고추와 통후추를 넣고 잘 식힌다.

③ 병에 ①을 넣은 다음 ②를 부어 잘 섞은 뒤 밀봉한다.

♣ 참고

피망초절임은 2~3시간 지나면 먹을 수 있다.

먹을 때 느끼는 산뜻한 감촉은 피망초절임의 매력인데 이튿날부터 냉장고에 넣어 보존하면 피망은 말랑말랑해지지 않고 감촉이 지속된다.

붉은고추는 맵기 때문에 매운맛이나 자극에 약한 사람은 이튿날 꺼내는 것이 좋다. 피망의 매운맛과 식초의 신맛이 잘 조화되어 식욕을 돋우고 소화를 원활하게 한다.

▨ 성분과 효능

피망에는 규소가 함유되어 있어서 손톱, 발톱과 털의 생육에 효과가 나타난다.

또 염색소와 비타민 A · C가 많이 들어 있고 식물성 섬유도 비교적 풍부하므로 배변을 좋게 하고 체내에서는 해독, 배설기능을 높인다. 특히 육식과잉인 사람에게 권하고 싶은 야채이다. 배변을 좋게하고, 장의 연동운동을 좋게하므로 복통과 고창(鼓脹, 배가 붓는 병)에 이용하면 대단히 효과가 있다. 그 기능을 높이기 위해서는 피망과 당근을 1대 3의 비율로 섞은 주스를 만들어 마시면 좋다.

샐러드를 만들어 생으로 먹거나 기름을 넣어 볶거나, 피망에 고기를 채우거나 해서 상식하면 좋다.

브로콜리초절임

■ 브로콜리초절임 재료 ■

- 브로콜리(中) 2개
- 월계수잎 1개
- 사과식초 1/5컵
- 미림 1/2컵
- 청주 2큰술
- 다시마국물 1/2컵
- 통후추(흰것) 5~6개
- 붉은고추(小) 1개
- 천연소금 약간

■ 만드는 방법

① 브로콜리는 씻어서 반으로 가르고 줄기는 비스듬히 자른다. 끓는 물에 소금을 약간 넣고 감촉이 있을 정도로 데쳐서 소쿠리에 담아 물을 살짝 끼얹어 물기를 뺀 다음 행주로 물기를 닦고 펼쳐서 식힌다.

② 작은 냄비에 사과식초, 소금 1/2작은술, 미림, 청주, 다시마국물, 월계수잎, 씨를 뺀 붉은고추를 넣어 불에 올려 놓고 끓기 직전에 내려 식힌다.

③ 병에 ①을 넣고 ②를 부어 밀봉한다.

♣ 참고

브로콜리초절임은 담근 지 수시간만 지나면 먹을 수 있다. 매운 것에 약한 사람은 이틀 정도 지난 뒤 고추를 꺼낸다.

특히 위궤양이나 치질이 있는 사람은 고추를 제거하는 것이 좋다.

■ 성분과 효능

브로콜리는 비타민 C가 대단히 풍부해서 100g 가운데 160㎎이나 된다. 이것은 토마토의 약 8배에 해당되는데, 열을 가했을 때라도 2.5배 되는 것이다.

칼슘이나 카로틴 등도 풍부하기 때문에 상식하는 것이 바람직하다. 절임 등을 하면 또 색다른 맛이 있으므로 크게 권장하고 싶은 야채이다.

또 카레나 양식요리의 양념으로도 안성맞춤이다.

메추리알초절임

■ **메추리알초절임 재료** ■

- 메추리알 30개
- 생강 1쪽
- 현미식초 1.5컵
- 다시마국물 2큰술

- 간장 1/2큰술
- 천연소금 1/4작은술
- 올스파이스(향신료) 5~6알
- 월계수잎 1개

▨ 만드는 방법

① 메추리알은 굴리면서 7분간 삶은 다음 껍질을 벗기고 물기를 제거한다. 이렇게 하면 노란자위가 중앙으로 온다.

② 생강은 얇게 썰어 물에 담근 뒤 끓는 물에 데쳐 둔다.

③ 작은 냄비에 조미료와 다시마국물을 함께 넣어 불에 올려 한 번 끓여 식힌 뒤, 올스파이스와 월계수잎을 넣는다.

④ 병에 메추리알과 생강을 넣고 ③을 부어 밀봉한다.

♣ 참고

메추리알초절임은 담근 이튿날부터 먹을 수 있다. 빈혈이 있는 사람이나 체력이 약한 분에게 권하고 싶은 스태미나 초절임이다. 생강은 꽃모양으로 썰어 샐러드에 곁들이면 배색도 좋고 맛도 있다.

단백질, 비타민 B군, 구연산 등의 상승효과로 간장 강화에도 도움이 되고 술안주로도 가장 적합하다.

4장

자연이 준 녹황색채소와 뿌리채소

(1) 녹황색채소는 혈액을 만든다.

잠시 하루의 메뉴를 들여다보자.

우리는 녹황색채소를 얼마나 먹고 있는가.

야채라면 양배추 썬 것, 양상추와 토마토에 시판되는 드레싱과 마요네즈를 얹어……, 확실히 녹색야채는 시간도 걸리지 않고 조리도 간단하다.

그것과 반대로 시금치, 평지, 무잎 등 녹황색채소는 볶거나 삶거나 하지 않으면 안 된다. 이것은 녹황색채소에는 마그네슘이 많이 함유되어 있어 그대로 먹으면 칼슘의 흡수를 막으므로 조리해서 중화시켜야 하기 때문이다.

그런데 간단한 이 조리시간, 살짝 데치는 것도 싫어하는 사람도 많다. 전자렌지의 스피드요리에 익숙한 현대인의

게으른 근성 때문일 것이다. 하지만 전자렌지를 너무 사용하면 암을 만든다는 실험 데이터도 있으니 전자렌지를 과신하지 말아야 한다.

녹황색채소야말로 태양에너지를 충분히 흡수하고 있다. 녹색잎 세포 속에는 엽록소가 가득하며 이 엽록소가 철분을 함유하여 혈액의 조성원(組成源)이 된다는 것은 모두 이미 알고 있는 대로이다.

푸른 채소는 혈액을 만든다.

(2) 뿌리채소는 세포의 활력을 주는 대지의 아들

녹황색채소가 태양의 사랑을 받고 자란 아이라면 뿌리채소는 대지의 자랑스런 아이이다.

새로운 생명을 기르는 어머니인 대지에 단단히 뿌리를 뻗고 자라는 뿌리채소는 직접 흙으로부터 미네랄을 받아 박테리아를 흡수한다. 그런 대지의 에너지를 받는 우엉과 당근도 흙의 깊은 사랑을 받으며 자라는 아이들이다.

이것을 해조류 등과 함께 식탁에 올리면 전신의 피가 약동하고 정화되며 미네랄, 비타민도 풍부하게 되어 뼈와 세포, 신경도 건강해진다.

또 하나 중요한 것은 녹황색채소에는 칼슘이 많이 함유되어 있다는 것이다.

뼈를 만드는 데는 육식이 필요하다고 생각하는 사람도 많은데 그런 것은 아니다.

우엉, 연근을 먹으면 맹장염이 걸리지 않는다고 할 정도로 장의 운동을 돕고 칼슘을 보급하며 세포에 활력을 준다.

푸른 채소는 또 현미와 정백하지 않은 곡류, 두류와 똑같이 섬유가 많이 함유되어 있으므로 쾌변을 하게 한다. 그리고 장내의 유독 세균의 활동을 억제하는 작용이 있으며, 독소를 체외로 내보내 혈액을 정화하는 알칼리성 식품이기도 하다.

무청

　무청의 잎은 모든 야채 중에서 칼슘의 함유량이 가장 높고, 비타민 C는 오렌지와 토마토의 3배나 함유되어 있다.
　뼈와 이가 튼튼해지며 위산과다증에 효과적이다.

무

　무는 소화가 잘 되고 가래를 제거하며, 각혈·코피를 멈추게 하고 생선과 고기의 독, 특히 술독을 풀어준다.
　무에는 디아스타제라는 소화효소가 함유되어 있어서 아무리 먹어도 탈이 나지 않는다.
　원래 대지의 산물인 무, 당근, 연근, 우엉 등의 뿌리채소는 흙으로부터 직접 영양을 공급받기 때문에 박테리아와 효소 등이 많고 미네랄도 많이 함유되어 있다. 그 때문에 세포를 싱싱하고 활기 있게 해준다.
　무는 껍질 부분에 효소와 비타민 C가 많으므로 껍질째 조리하는 것이 좋다.
　말린 무는 쾌변을 좋게 하고 이뇨효과가 있으며, 혈액을 정화하고 세포의 노화를 막는다.

감기, 기침, 냉증, 신경통에도 효과가 있다.

▶ 무잎은 뿌리와 똑같이 풍부한 비타민과 철, 칼슘이 있는 미네랄의 보고(寶庫)이다. 특히 쾌변을 좋게 하고 세포에 활력을 주며 몸을 튼튼하게 해준다.

 ## 양배추

양배추의 함유 성분에는 이온과 염소가 많고 이 두 가지 미네랄은 강력한 위장 정화작용을 하므로 많이 먹으면 이온냄새가 나는 가스가 발생한다.

이것은 장내의 노폐물이 분해, 정화되기 때문인데, 이 작용은 위장만이 아니라 호흡기관도 정화되므로 감기와 기관지염에도 효과가 있다.

피로와 불면증에 시달리는 사람을 비타민 C가 부족한 상태이므로 양배추를 생식하면 좋다. 뼈와 이가 약한 어린이나 노인에게 필요한 야채이다.

양상추

양상추에는 칼륨, 나트륨, 칼슘, 인, 이온, 요오드, 마그네슘, 철 등이 많이 들어 있다.

특히 마그네슘, 철이 많고 마그네슘은 근육조직과 뇌·신경조직의 신진대사를 활발하게 하며, 이들 조직의 상태를 강하게 하는 중요한 요소이다.

이온, 인 등의 미네랄은 싱싱한 식물에서 섭취하지 않으면 뇌·신경 장해의 원인이 된다.

단, 양상추에는 제음(制淫) 작용이 있어 정력을 약하게 하는 기능이 있다. 이 제음 작용을 셀러리와 양파 등과는 반대 작용을 하게 되어 남편에게 양상추 주스를 마시게 하면 정력이 약해진다.

히스테리, 천식, 백일해에 효능이 있으며 이뇨작용과 몸속 정화작용 등을 한다.

셀러리

셀러리는 살아 있는 유기나트륨이 칼슘의 4배나 함유되어 있다. 몸속에 침착한 칼슘을 용해시키는 작용을 하므로 관절에 무기 칼슘을 비롯한 노폐물이 침착해 일어나는 관절염의 묘약이 된다.

가장 확실한 강정(强精)법은 내장의 활동을 강화하고 기초체력의 증강을 꾀하는 데 있다. 그러기 위해서는 자연의 원칙에 맞는 생활을 하여 우선 혈액을 정화하는 것이 무엇보다 중요하다.

자연식품 중 특히 강정과 미용에 효과가 있는 것이 셀러리이다.

셀러리는 칼슘, 비타민 $B_1 \cdot B_2 \cdot C$ 등도 많이 함유되어 있어 진정작용, 건위(健胃), 정장(整腸)작용이 강하여 그 중에서도 신경성 설사에 효과가 있다.

항스트레스 작용, 자율신경, 내분비 등의 균형을 회복시키는 역할도 하며 기관지와 폐의 기능도 높이고, 피로회복뿐 아니라 술과 담배의 독을 제거한다.

또 불면증과 생리불순, 갱년기 장해 등에도 폭넓게 효과가 있다.

부추

예부터 부추를 먹으면 몸이 따뜻해지고 감기에 잘 안 걸리며 설사와 복통에도 특효가 있고 상식하면 통풍(痛風, 관절염)에 걸리지 않는다고 전해진다.

부추는 정장작용을 하며 철분이 많고, 혈액을 정상화하며 세포에 활력을 주는 힘이 있다. 영양가가 높고 카로틴, 비타민 B1, B2, C 등이 풍부하다.

한방에서 구자(韭子)라고 부르는 부추 씨는 9월에 꽃이 진 뒤에 채취해 말려둔다.

감자

감자에는 비타민 B군과 C, 칼륨, 이온, 인, 염소 등 비타민과 미네랄이 골고루 함유되어 있으며 판토텐산도 많다.

비타민 C에는 해독작용, 세포조직의 재생을 촉진시키는 작용이 있으므로 피부의 정화, 위·십이지장의 점막 정화, 회복에 효과를 나타낸다.

그러므로 감자는 미용식과 위궤양식에 적합한 야채이다.

파슬리

　파슬리는 야채라기보다 오히려 약초에 속하며 야채주스 중에서는 가장 강력한 약효가 있는 것으로 여겨진다.

　비타민으로는 A・B군・C・D・E가 풍부하게 함유되어 있고, 미네랄로는 칼슘, 철이 다량 함유되어 있어 다음과 같은 효능을 발휘한다.

① 눈, 시신경의 질병에 유효

② 눈, 신장, 방광, 뇨관의 감염증 치료

③ 모세혈관, 동맥강화 및 노화방지

④ 신경안정, 스트레스, 노이로제 방지

⑤ 빈혈 방지, 두뇌기능 강화

　그 외에 산소의 흡수를 촉진시키고 부신과 갑상선의 내분비기관의 기능을 정상으로 유지시키는 작용을 한다.

토란

토란대에는 칼슘, 인, 칼륨, 비타민 B군, 당질, 단백질 등이 함유되어 있어 이것을 말려서 가루를 먹으면, 강장·강정 효과를 나타낸다. 또한 이 가루를 깨소금과 섞으면 음식 양념으로도 사용할 수 있다.

예로부터 토란은 류머티스, 신경통, 염좌, 타박상 등의 습포(환부를 덮는) 약으로 쓰여 왔다.

고구마

고구마의 주성분은 녹말질을 위주로 하는 당질이며 미네랄, 비타민 등이 함유되어 있다. 미네랄 중에서도 칼륨의 함량이 많아 체내 나트륨 배설을 촉진시켜 주어 고혈압을 예방해 준다.

비타민 B군이 골고루 들어 있고 비타민 C도 비교적 많이 들어 있다. 또 고구마에는 질 좋은 섬유가 들어 있어, 여분의 콜레스테롤을 장내에 배출시키는 효능이 있다.

고구마를 먹으면 소화가 잘 되고 피부가 고와진다.

당근

당근에는 인체에 필요한 미네랄과 비타민의 거의 모든 것이 함유되어 있고, 영양적으로도 가장 균형이 이루어진 채소이기 때문에 '만병의 묘약'으로 불린다.

당근에는 강력한 저항력이 있다. 미네랄 중에서 이온, 염소, 인이 많이 함유되어 있어 위장, 간장을 정화하는 작용이 뛰어나다.

당근에 함유된 비타민으로서는 비타민 A가 많으며 이것은 시력회복, 기타 눈의 질병에 특효를 보인다. 또 당근은 최상의 칼슘 공급원 중의 하나이며 이와 뼈를 만드는데 특히 유효하다.

당근은 점막의 저항력을 강하게 하며 눈의 피로, 천식, 위궤양의 예방, 보온작용이 있으므로 혈액순환을 돕고 냉증, 동상을 낫게 한다. 또 부신피질 호르몬의 분비를 활발하게 해주고 스트레스, 자율신경 실조증, 거친 피부, 탈모예방, 머리카락이 윤이 나도록 하는 등의 효과가 있다.

특히 환자는 당근을 열심이 먹도록 한다.

고추

고추의 매운맛은 알칼로이드의 일종인 캡사이신이며, 빨간색은 캡산틴이라는 성분이다.

고추에는 주석산, 구연산, 사과산이 풍부하게 함유되어 있고 단백질, 당질, 지방, 칼슘 등도 함유되어 있다. 특히 풋고추와 고춧잎에는 비타민 A·C가 많이 들어 있다.

고추에는 비타민 E가 다량 함유되어 있을 뿐 아니라, 나쁜 콜레스테롤을 제거하는 리놀산도 많이 함유되어 있다.

고춧가루는 발한작용, 해열작용을 하는 등 체온을 조절하는 효능이 있어 감기에 좋다.

피망

피망에는 규소가 함유되어 있어서 손톱, 발톱과 털의 생육에 효과가 나타난다. 또 염색소와 비타민 A·C가 많이 들어 있고 식물성 섬유도 비교적 풍부하므로 배변을 좋게 하고 체내에서는 해독, 배설기능을 높인다.

특히 육식과잉인 사람에게 권하고 싶은 야채이다.

배변을 좋게 하고 장의 연동운동을 좋게 하므로 복통과 원활한 장활동에 이용하면 대단한 효과가 있다. 그 기능을 높이기 위해서는 피망과 당근을 1대 3의 비율로 섞은 주스를 만들어 마시면 좋다.

파

감기일 때 '파된장'을 만들어 가늘게 썰어 된장을 섞고 뜨거운 물을 부어 먹으면 발한이 잘되며 열도 완전히 없어진다.

파의 강한 냄새는 유화아릴 등에 의한 것으로 이것이 산소의 작용으로 인해 휘발성 유화물로 변해 염증을 억제하는 작용을 한다. 그리고 신경을 자극하고 소화를 촉진하며 발한작용을 한다.

또 비타민 B_1의 기능을 높이는 작용도 한다. 비타민 B_1이 부족하면 피로하기 쉽고 끈기가 없어지며 안절부절못하거나 냉증 등의 장해가 일어나기 쉽다.

파는 스태미나 강화, 위장병, 냉증, 목의 통증, 류머티즘 통증 등에 효과가 있다.

가지

식용으로 많이 쓰이는 가지는 예로부터 치조농루(이가 흔들리고 치조에서 고름이 나는 병)를 치료하는 대표적인 약용식물로 알려져 왔다.

가지의 꼭지를 까맣게 구운 것은 치경(치근을 싸고 있는 잇몸)을 단단히 조이는 수렴작용을 하며 소화관의 출혈, 설사, 종기, 입속의 궤양, 부기를 치료하는데 효과를 나타낸다.

도라지

식용과 약용으로 쓰이는 도라지는 섬유질이 많고 칼슘과 철분이 풍부한 알칼리성 식품이다. 도라지는 건위, 강장의 묘약인데 주로 식용으로 이용된다.

도라지는 건강·자연식품 그 자체이며 기관지염, 감기, 편도선염, 인후통 등에 이롭고 심장 쇠약, 열이 나고 답답할 때, 설사, 주독(酒毒) 등에 효과가 있다.

도라지에는 사포닌이 들어 있어 가래를 없애주는 작용을 하며 그 외 항염증, 해열, 진통 등의 약리 작용도 한다.

미나리

미나리는 식생활에서 빼놓을 수 없는 채소이며 향기로운 어린잎은 식용한다.

잎은 비타민, 미네랄이 풍부하고 살짝 삶아 나물무침을 하거나 즙을 뿌려 먹으면 좋다. 또는 겨자나 참깨무침을 하면 상쾌한 맛과 향기를 즐길 수 있다.

요즘은 재배된 것을 채소가게 앞에서 볼 수 있게 되었다. 물미나리, 밭미나리, 산미나리 등이 있고 어느 것이나 모두 식용할 수 있다.

예부터 '여름 미나리는 먹지 말라'고 하는데 이것은 여름에 맹독인 독미나리를 실수로 먹지 않도록 하는 주의이다.

시금치

　세계 각지에서 널리 재배되고 있고 품종이 다양한 시금치는 비타민 A · B군, C · E 등과 철, 이온, 인, 마그네슘, 요오드, 칼슘, 나트륨, 칼륨 등의 미네랄 외에 여러 성분이 함유되어 있어 건강에 가장 좋은 야채 중의 하나이다.

　시금치의 효용으로서 특기할 만한 것은 위장을 정화하며 재건, 재생시키는 강력한 '약초의 효능'을 갖고 있다는 점이다.

　아무리 심한 변비라도 시금치주스와 사과주스를 같은 양으로 섞어 아침, 저녁 3컵씩 마시면 쾌유된다고 해도 과언이 아니다.

　만병의 원인이 변비에서 온다는 것을 생각하면 이 시금치주스는 대부분의 질병에 효과가 있다고 할 수 있다. 또 시금치는 비타민 E가 함유되어 있는 야채 중의 하나이기도 하다.

　시금치를 날로 먹으면 신장에 결석을 만든다고 하는데 그것은 확실하지 않다. 확실히 결석에는 칼슘과 수산이 함유되어 있지만 이들 성분이 함유되어 있는 시금치를 먹었다고 해서 결석이 생기는 것은 아니다.

참마

예부터 참마를 먹으면 정력이 강해진다고 했는데 이것은 효소가 많고 장내 세균의 활동을 좋게 하기 때문이다. 그리고 장 점막에 활력을 주므로 정장, 정혈을 돕고 체세포의 기능을 강화시킨다.

따라서 약한 사람과 오랜 병을 앓고 있는 환자에게 귀중한 보물이다.

또 참마는 대단히 소화가 잘 된다. 전분 소화효소인 아밀라아제가 가장 많아 4~5% 함유되어 있다. 참마의 전분도 대단히 소화가 잘될 뿐만 아니라 함께 먹은 다른 음식물의 소화도 촉진시킨다.

또한 콜레스테롤 축적을 방지한다. 감기가 유행일 때는 참마와 매실장아찌를 먹도록 한다.

참마의 효소는 열을 가하면 효소작용을 잃게 되므로 생즙을 낸다. 참마장국을 만들 때는 다시마와 가다랑어포로 만든 국물로 묽게 해두는데, 그 경우 효소를 파괴하지 않기 위해서 국물을 체온과 같은 온도로 식혀서 쓴다.

토마토

남미에서 16세기 유럽에 전파된 토마토는 감자, 수박, 호박, 옥수수 등과 함께 전해졌고, 그때는 식용으로 보다는 관상용으로 애용되었다.

성분으로는 나트륨, 칼슘, 마그네슘, 칼륨 등의 미네랄이 풍부하며 산혈증(酸血症)을 중화하는 데 가장 효과적인 야채이다.

또 구연산, 사과산도 많이 함유되어 있어 위액의 분비를 촉진시키고 식욕증진에도 도움이 된다. 비타민 A와 C가 많으며 감염중인 감기나 기관지염의 예방에 효과적이다.

'토마토 기르는 집에는 위병이 없다'는 토마토에 관한 속담이 있다.

오늘날 토마토는 일년 내내 먹을 수 있는 영양가 있는 야채라고 할 수 있다. 당근, 사과, 양배추, 레몬 등과 섞어 주스를 만들어 먹으면 서로 영양효과를 한층 높여 건강증진에 대단한 효과가 있다.

수박

　여러 본초서(本草書)에는 '수박이 갈증과 더위를 없애주고 주독을 풀며 소변이 자주 나오게 한다'고 써 있다.

　수박의 과즙에는 시톨린과 칼티노이드의 리코핀, 카로틴, 사과산이 함유되어 있다. 이 카로틴, 사과산 등이 다량으로 들어 있는 칼륨에는 이뇨작용이 있으므로 급성신염, 만성 신염에 효과가 있다.

　또 수박의 씨에는 리놀산이 많이 들어 있어 수박을 주스로 만들 때는 씨도 함께 넣어 그것을 마시면 동맥경화의 예방에 도움이 된다.

　수박은 이뇨작용을 하므로 고혈압, 심장병, 기타 질병에 의해 일어나는 부종에는 특히 효과를 나타낸다.

참외

　참외는 차고 맛이 달며 갈증을 멈추게 한다. 또한 소변이 잘 나오게 하며, 뱃속의 답답한 기운을 없애주는 과일이다.

　씨는 폐를 맑게 해주고 장을 부드럽게 한다. 또한 구취에는 참외씨를 가루로 만들어 꿀에 버무려서 환을 지어 먹으면 좋다.

참외는 냉성 과일이므로 한꺼번에 너무 많이 먹으면 배탈이 나기 쉽다. 그리고 땅콩과 함께 먹으면 냉성과 열성이 상극되어 서로 자극되어 몸에 좋지 않으므로 같이 먹지 말아야 한다.

🌰 강남콩

강남콩은 콩자반으로 쓰이며 덜 익은 깐 콩은 요리에 잘 사용된다. 주스로 마실 때는 콩이 아니라 콩깍지를 쓰는데 이 콩깍지에는 미네랄 중에서도 아연이 많이 함유되어 있다. 그리고, 췌장의 작용을 강화하고 인슐린의 분비를 촉진시키며 혈당을 조절해 준다.

또 인슐린과 비슷한 호르몬 형태의 성분도 함유되어 있다. 콩깍지 주스는 당뇨병에 상당한 효과를 발휘한다.

🍍 파인애플

파인애플에는 비타민 A B군, C 등이 풍부하게 들어 있다.

파인애플의 가장 특징적인 것으로는 단백질의 소화효소인 브로메린이 함유되어 있는 것을 들 수 있다. 브로메린은 췌액의 분비를 비롯하여 소화액의 분비를 돕고 장내의 부패 산물을 분해하는 기능이 있다.

그 때문에 설사, 소화기 장해(소화불량, 가스) 등에 대단한 효과가 나타난다.

보통 육식을 과잉 섭취하는 경향이 있는 사람은 파인애플을 디저트로 상식하든지, 당근과 함께 주스를 만들어 마시면 대단히 좋다.

죽순

죽순은 이뇨작용을 하며 혈액을 정화하고 내장의 기능을 강화하며 몸을 긴장시키고, 비만을 해소하는 효과가 있다.

또 변비와 현기증, 가래를 없애는 데도 효과가 있고 스태미나를 강화시키므로 조금씩 계속 먹으면 좋다. 죽순의 독특하게 씹히는 맛은 섬유소가 많기 때문이다. 이 섬유소는 장의 연동운동을 돕고 장을 조절하는 기능을 한다.

영국의 학자가 섬유소를 먹으면 암의 예방이 된다고 말한 것에서 관심이 집중된 것인데 그 안에는 특수효소가 많아서 장내의 유효균이 자라고 암 예방도 된다.

우엉, 당근, 연근 등의 뿌리채소를 잘 먹는 사람이 건강 장수자에 많은 것도 이 때문이다.

죽순은 떫은맛이 있으므로 잘 제거하지 않으면 칼슘을 침착시켜 결석을 만들기 쉽다. 충분히 떫은맛을 빼고 먹도록 한다. 또한 죽순은 껍질째 삶으면 감칠맛이 나며 맛있다.

적당히 칼집을 넣어 쌀겨와 식초를 조금 넣은 것을 삶는다. 40분에서 1시간 정도 천천히 삶아 그대로 하룻밤 재워둔다. 다음날 껍질을 벗기고 냉수로 씻으면 떫은맛이 완전히 제거되고 맛있게 된다.

|부록| 웰빙건강 상식

1. 비타민의 종류

종 류		주요작용	결핍증
지용성 비타민	A	시력을 보호하고 피부와 점막의 건강유지, 발육 촉진 조장	야맹증, 각막연화증, 점막의 저항력이 저하
	D	칼슘의 기능을 도와 뼈, 치아의 발육을 조장	구루병, 골인화증
	E	세포막 기능 정상화, 생식기능에 관여	적혈구 용혈, 불임증
	K	혈액응고에 필요	혈액응고 장해

종 류		주 요 작 용	결 핍 증
수 용 성 비 타 민	B1	탄수화물의 대사 조장	각기, 다발성 신경염
	B2	지방과 당, 아미노산 대사에 관여	구각염, 구순염
	나이아신	체내의 산화환원 반응에 관여	피부염, 설사, 복경증
	B6	단백질의 대사 촉진	피부염, 유아경련
	B12	적혈구의 성장 조장	악성빈혈
	판토텐산	지방의 대사에 필요	피부염, 성장 억제
	엽산	적혈구의 생장 촉진	거적아구성 빈혈증
	C	콜라겐의 생장, 간의 해독 작용 촉진	괴혈병

2. 비타민과 미네랄의 기능

※ 비타민은 발견된 순서대로 A, B, C의 기호를 붙이고 있다.

◑ 비타민 A

■ 기능 : 피부와 점막을 튼튼하게 하고 소화기, 호흡기를 건강하게 한다. 눈의 망막세포를 만든다. 시각에 도움이 된다.

■ 결핍 증상 : 저항력이 떨어지고 눈에 장해가 온다. 어두워질 때 눈이 잘 보이지 않거나 갑자기 어두운 곳에 들어가면 눈의 순응력(암순응)이 저하되는 것은 비타민 A가 결핍되었기 때문이다. 야맹증 현상이다. 소화기, 호흡기가 약해지고 발육부진, 피부의 각질화 현상이 온다.

■ 많이 함유하고 있는 식품 : 녹황색 야채에 많다. 칠성장어가 최고로 150,000IU 다음으로 간,

마가린, 뱀장어, 파슬리, 당근, 시금치, 녹
차, 민들레, 해태 등.

◑ 비타민 B

비타민 B군에는 B_1, B_2, B_6, B_{12}, B_{15}, B_{17}이 있다.
이 비타민들은 모두 수용성으로 체내에 정장되는 것
은 아니다. 나머지는 배출되기 때문에 매일 보충하지
않으면 안 된다. B군은 서로 상호작용을 하기 때문에
전부 함께 섭취하면 효과적으로 기능한다. 특히 B_1,
B_2, B_6는 균형있게 섭취할 필요가 있다.

◑ 비타민 B_1

■ 기능 : 신경을 조절한다. 근육·심장의 기능을 돕기도
하고 식욕증진, 당질대사에 관여하여 소화액을
촉진한다. 각기 예방.

■ 결핍 증상 : 백미식에 따른 각기 증상, 부종, 수족 마비
와 심장비대, 피로감, 나른함, 식욕감퇴,
멀미와 혈압 이상.

■ 많이 함유하고 있는 식품 : 효모가 최고($14 \sim 15mg$) 다음

으로 쌀겨, 드라이 이스트, 소맥배아, 솔방
울, 해조, 대두 등. 백미식의 사람은 주위
가 필요하다.

◑ 비타민 B2

■ 기능 : 세포에서 플라빈 효소의 기능을 도와 성장과 세
　　　포의 재생에 도움이 된다. 건강한 피부와 손톱
　　　(발톱), 모발을 생성한다. 점막 보호를 한다.
■ 결핍 증상 : 구강염, 설염, 각막염, 항문·음부의 피부
　　　염, 발육부진, 시력이 나빠져 눈에 피로가
　　　쉽게 온다.
■ 많이 함유하고 있는 식품 : 칠성장어(6mg), 효모, 간, 연
　　　어, 해조류, 분유, 아몬드, 치즈, 녹색야채
　　　등.

◑ 비타민 B6

■ 기능 : 아미노산과 지방의 대사에 중요한 역할을 담당
　　　한다. 적혈구와 항체를 만드는 데 불가결한 미
　　　량영양소이다. 노화방지, 핵산 합성을 촉진하

다. 효소작용을 돕는다. 신경을 지킨다.

■ 결핍 증상 : 빈혈, 지각 신경 장해, 눈·귀·코 주위에
지루성 피부염, 경련 등이 나타난다.

■ 많이 함유하고 있는 식품 : 효모, 소맥배아, 간, 육류,
생선, 계란, 대두, 현미, 메밀가루, 두류
등.

◑ 비타민 B₁₂

■ 기능 : 적혈구를 형성, 재생시킨다. 단백질, 핵산합성
에 기능한다. 항빈혈 작용, 간기능 강화.

■ 결핍 증상 : 적혈구가 비대감소하여 악성빈혈을 일으
킨다. 신경 이상과 뇌장해, 채식 위주의 식
생활에서 부족되기 쉽다.

■ 많이 함유하고 있는 식품 : 대합(98㎎), 간, 콩팥, 쇠고
기, 돼지고기, 계란, 우유, 치즈, 생굴, 정
어리, 해조류 다랑어 등.

◑ 비타민 C

■ 기능 : 모든 바이러스를 억제하고 포도상구균 등의 세

균 번식을 억제, 해독한다. 인테페론을 유발한
다. 콜라겐을 생성하고 호르몬 합성에 관여한
다. 해독 기능을 강화한다. 철분 흡수를 돕는다.

■ 결핍 증상 : 저항력이 떨어진다. 괴혈병, 피부출혈, 치
아가 약화, 상처가 잘 치료되지 않는다. 성
장 지연, 스트레스가 많은 사람과 흡연가
에게 가장 필요하다.

■ 많이 함유하고 있는 식품 : 가시나무 열매(1,500㎎), 귤,
딸기, 토마토, 아세롤라, 빨간피망, 파슬
리, 케일, 무청 등 녹황색야채와 감자류.

◑ 콜린

■ 기능 : 당질, 지질대사에 필요한 조효소 성분이다.
■ 결핍 증상 : 지방간.
■ 많이 함유하고 있는 식품 : 난황(1,490㎎), 간, 소맥배
아, 대두, 쌀배아, 효모의 순.

◑ 비타민 D

■ 기능 : 뼈, 치아에 칼슘을 침착, 혈액 중의 인의 양을

일정하게 한다.

■ 결핍 증상 : 뼈와 치아가 약해진다. 햇빛을 잘 쐬지 않
는 사람과 생선을 싫어하는 사람은 주의가
필요하다. 어린이에게는 구루병으로, 성인
에게는 골연화증으로 나타난다.

■ 많이 함유하고 있는 식품 : 어류에 풍부, 찐 가다랑어,
정어리(500IU) 등의 어류와 우유, 유제
품, 버터 등으로 특히 간유에 그 함유량이
높다.

◑ 비타민 E

■ 기능 : 몸의 산화를 방지하고 혈관을 보호한다. 세포막
의 노화와 육체의 노화를 방지한다. 근육의 기
능을 정상화시킨다. 성호르몬, 피질호르몬 등의
분비를 촉진시키고 생식기능을 강화한다(섹스 비
타민).

■ 결핍 증상 : 혈관이 약해진다. 근육위축, 생식기능 약
화. 병의 감염에도 약하다.

■ 많이 함유하고 있는 식품 : 열매 기름이 많이 들어 있
다. 최고는 소맥배아유(216IU), 다음으로

대두, 어린배추, 해바라기, 홍화, 참깨, 아
몬드 등.

◑ 나이아신

※ 니코틴산과 니코틴산아미드를 합쳐 나이아신이라 부
른다. 단백질 중에 함유되어 있는 아미노산의 트립토
판에서 보충할 수 있다.

■ 기능 : 효소의 성분으로 피부를 지킨다. 위와 장의 기
능을 정상적으로 유지시키고 피부를 건강하게
지켜준다.

■ 결핍 증상 : 피부염, 구내염, 설사, 위장병, 신경통 등.

■ 많이 함유하고 있는 식품 : 가다랑어, 땅콩, 황다랑어,
효모, 쌀겨, 말린 표고버섯 등.